Thomas Römer
Medikamentöse Myomtherapie

Frauenärztliche Taschenbücher

Herausgegeben von
Thomas Römer und Andreas D. Ebert

Thomas Römer

Medikamentöse Myomtherapie

DE GRUYTER

Prof. Dr. med. Thomas Römer
Evangelisches Klinikum Köln Weyertal GmbH
Weyertal 76
50931 Köln
E-Mail: Thomas.Roemer@evk-koeln.de

Das Buch enthält 97 Abbildungen.

ISBN: 978-3-11-054934-8
e-ISBN (PDF): 978-3-11-054969-0
e-ISBN (EPUB): 978-3-11-054943-0

Library of Congress Control Number: 2019935669

Bibliografische Information der Deutschen Nationalbibliothek
Die Deutsche Nationalbibliothek verzeichnet diese Publikation in der Deutschen Nationalbiblio-
graphie; detaillierte bibliografische Daten sind im Internet über http://dnb.d-nb.de abrufbar.

© 2019 Walter de Gruyter GmbH, Berlin/Boston
Satz/Datenkonvertierung: L42 AG, Berlin
Druck und Bindung: CPI Books GmbH, Leck

www.degruyter.com

Vorwort

Myome sind eines der häufigsten Krankheitsbilder in der gynäkologischen Praxis. Während früher ausschließlich operative Therapien im Fokus der Therapie standen, hat sich das Spektrum therapeutischer Maßnahmen im letzten Jahrzehnt rasant verändert. In der operativen Therapie gehören minimal-invasive Therapiemethoden heute zum Standard. Auch radiologisch-interventionelle Methoden haben an Bedeutung gewonnen. Medikamentöse Methoden spielten in der Vergangenheit meist nur zur symptomatischen oder kurzzeitigen präoperativen Therapie eine Rolle. Mit der Entwicklung von selektiven Progesteronrezeptormodulatoren (vor allem Ulipristal) entwickelte sich hier eine neue Möglichkeit einer auch längerfristigen medikamentösen Behandlung von Myomen, was insbesondere für die betroffenen Patientinnen ein interessantes Konzept darstellte. Auf diese Wandlung in der Therapie von Myomen ist der Fokus dieses Frauenärztlichen Taschenbuchs gerichtet. Durch das Risikobewertungsverfahren bedarf die medikamentöse Therapie mit Ulipristalacetat (UPA) noch weiterer differenzierter Kenntnisse. Dies wird deshalb in einem separaten Kapitel (Kap. 17) dargestellt. Es wird ein umfassender Überblick über Diagnostik und Therapie von Myomen bis hin zu Neuentwicklungen der medikamentösen Myomtherapie gegeben. Anhand von 12 Kasuistiken werden typische praktische Anwendungsbeispiele einer medikamewntösen Myomtherapie mit UPA gezeigt.

Für die Unterstützung bei dem Kapitel „Radiologisch-interventionelle Methoden" danke ich Herrn Dr. Püskens (Radiologie, Universitätsklinikum Köln). Für das Schreiben des Manuskripts gilt mein besonderer Dank Frau Lüdemann. Dem Verlag danke ich für die langjährige Zusammenarbeit, besonders Frau Pfitzner und Frau Witzel, die dem Projekt ihre stetige Aufmerksamkeit widmeten. Mein Dank gilt auch Herrn Dr. Hartmann, der mich bei der umfangreichen Literaturrecherche unterstützte.

Ich hoffe, dass dieses Frauenärztliche Taschenbuch für die individuelle Myomtherapie in der Praxis hilfreich ist.

Köln, Februar 2019 Prof. Dr. med. Thomas Römer

https://doi.org/10.1515/9783110549690-201

Inhalt

Vorwort —— V
Abkürzungsverzeichnis —— XI

1   **Einleitung** —— 1

2   **Epidemiologie und Prävalenz von Myomen** —— 5

3   **Ätiologie von Myomen** —— 7

4   **Prävention von Myomen** —— 11

5   **Diagnostik von Myomen** —— 13

6   **Klassifikation von Myomen** —— 19

7   **Klinische Symptomatik von Myomen** —— 23

8   **Myome und Fertilität** —— 25
8.1   Lokalisation der Myome —— 25
8.2   Größe der Myome —— 26

9   **Operative Therapien** —— 29
9.1   Organerhaltende operative Therapie —— 29
9.1.1   Operative Hysteroskopie —— 29
9.1.2   Laparoskopie —— 32
9.1.3   Laparotomie —— 33
9.2   Hysterektomie —— 36

10   **Radiologisch-interventionelle Therapien** —— 39
10.1   Uterusarterienembolisation (UAE) —— 39
10.2   MRgFUS- oder ultraschallgesteuerter hochfokussierter Ultraschall
        (HIFU, USgHIFU) —— 43

11   **Neue Therapieverfahren (intrauterine ultraschallgesteuerte**
        Hochfrequenzablation – SONATA®) —— 47

12   **Allgemeine medikamentöse Therapieoptionen** —— 51
12.1   Tranexamsäure —— 52
12.2   Kombinierte orale Kontrazeptiva —— 52
12.3   Gestagene —— 53

12.4   Levonorgestrel-IUS (Levosert®, Mirena®) —— 53
12.5   GnRH-Analoga —— 54

13   **Zielgerichtete medikamentöse Therapie mit selektiven**
            Progesteronrezeptormodulatoren (SPRM) —— 57
13.1   Übersicht über SPRM —— 57
13.2   Ulipristal – Wirkstoff und präklinische Daten —— 58
13.3   UPA (Esmya®) – klinische Studiendaten (PEARL I–IV) —— 59
13.4   Nebenwirkungen der Therapie mit UPA
            und deren Management —— 65

14   **Praktische Anwendungen von UPA —— 73**
14.1   Präoperative UPA-Anwendung —— 73
14.1.1   Präoperative UPA-Anwendung bei Anämie —— 73
14.1.2   Präoperative Anwendung von UPA bei organerhaltenden
            operativen Therapien —— 75
14.1.3   Präoperativer Einsatz von UPA bei Hysterektomien —— 77
14.1.4   Operationszeitpunkt nach UPA-Vorbehandlung —— 77
14.1.5   Operabilität nach UPA-Behandlung —— 78
14.2   Flexible Langzeitintervalltherapie mit UPA —— 79
14.3   Postoperative UPA-Anwendung —— 82

15   **Besondere klinische Indikationen („Off-Label-Use") —— 85**
15.1   Blutungsstörungen —— 85
15.2   Adenomyosis —— 85
15.3   Endometriose —— 86

16   **Spezielle Fragen zu UPA (Esmya®) —— 87**
16.1   Kontrazeption während und nach einer Intervalltherapie
            mit UPA —— 87
16.2   Malignitätsrisiko (Sarkome, Endometriumkarzinome) —— 88
16.3   Thromboserisiko —— 89
16.4   UPA-Effekte auf die Brust —— 89
16.5   Prophylaktische UPA-Anwendung bei Patientinnen mit Kinderwunsch
            und asymptomatischem Uterus myomatosus —— 90
16.6   Schwangerschaft während und nach UPA —— 91
16.6.1   Schwangerschaft während der UPA-Anwendung —— 91
16.6.2   Schwangerschaft nach UPA —— 91

17   **Aktuelles zum Risikobewertungsverfahren**
            und praktische Konsequenzen —— 93
17.1   Arzneimittelinduzierte Leberschäden – ein Überblick —— 93

17.2   Ursachen und zeitlicher Ablauf des PRAC-Verfahrens —— 95
17.3   Untersuchungen im Risikobewertungsverfahren —— 96
17.4   Anpassung der Indikation und praktische Umsetzung —— 98

18   Neuentwicklungen in der medikamentösen Myomtherapie —— 105

19   Ausgewählte Kasuistiken der UPA-Therapie —— 107
19.1   Präoperative UPA-Therapie vor einer Hysterektomie —— 107
19.2   Präoperative UPA-Therapie bei einer Risikopatientin
            mit Anämie —— 108
19.3   Erfolgreiche Schwangerschaft nach kombinierter präoperativer
            UPA Vorbehandlung und laparoskopischer Myomenukleation bei
            tiefsitzendem Zervixhinterwandmyom —— 110
19.4   Perioperative Therapie mit UPA bei Kinderwunsch —— 111
19.5   Duale medikamentöse Langzeittherapie bei einer Patientin mit Uterus
            myomatosus und Endometriose —— 114
19.6   Flexible Langzeitintervalltherapie mit UPA
            in der Perimenopause —— 117
19.7   Langzeitintervalltherapie mit UPA zur Vermeidung
            einer Hysterektomie —— 118
19.8   Präoperative Vorbehandlung mit UPA vor einer
            Myomenukleation per Laparotomie und Kinderwunsch —— 120
19.9   Präoperative UPA-Behandlung bei Wunsch
            nach Organerhalt —— 121
19.10   Präoperative UPA-Vorbehandlung bei einer Patientin
            mit Kinderwunsch (Vermeidung der Cavumeröffnung) —— 123
19.11   Präoperative Therapie einer Patientin mit multiplen Myomen und
            Kinderwunsch (Vermeidung einer Laparotomie) —— 124
19.12   Postoperative UPA-Therapie nach Entfernung
            multipler Myome —— 126

20   Myome in der Schwangerschaft —— 127

21   Geburtshilfliche Aspekte bei Myomen —— 129

22   Zusammenfassung (Update Myomtherapie 2019) —— 131

23   Literatur —— 133

Abkürzungsverzeichnis

AP	Alkalische Phosphatase
ALT	Alanin-Aminotransferase
ASRM	American Society of Reproductive Medicine
AST	Aspartat-Aminotransferase
CHMP	Committee for Medicinal Products for Human Use
CT	Computertomographie
DGGG	Deutsche Gesellschaft für Gynäkologie und Geburtshilfe
DILI	Drug induced liver injury (Medikamenten-induzierter Leberschaden)
DSG	Desogestrel
EC	European Commission
EMA	European Medicines Agency
FIGO	International Federation of Gynecology and Obstetrics
GnRH	Gonadotropin Releasing Hormon
GOT	Glutamat-Oxalacetat-Transaminase
GPT	Glutamat-Pyruvat-Transaminase
Hb	Hämoglobin
HIFU	hochintensiver fokussierter Ultraschall
Hk	Hämatokrit
HR	Hazard Ratio
HSG	Hysterosalpingographie
IVF	In-vitro-Fertilisation
KOK	kombinierte orale Kontrazeptiva
LNG-IUS	Levonorgestrel-Intrauterinsystem
MRgFUS	Magnetresonanztomographie – gesteuerter fokussierter Ultraschall
MRT	Magnetresonanztomographie
NETA	Norethisteronacetat
NSAID	nichtsteroidale inflammatorische Arzneimittel
PAEC	Progesteron-assoziierte Endometrial Changes
POP	Progesteron-only-pills (Gestagenmonopillen)
PRAC	Pharmacovigilance Risk Assessment Committee
RR	relatives Risiko
SPRM	selektive Progesteronrezeptormodulatoren
UAE	Uterusarterienembolisation
UPA	Ulipristalacetat

https://doi.org/10.1515/9783110549690-202

1 Einleitung

Myome sind das häufigste benigne gynäkologische Krankheitsbild und sind daher in der täglichen Praxis ein relevantes Thema. Trotz der Häufigkeit der Erkrankung ist über die Prävalenz und vor allem die Ätiologie relativ wenig bekannt. Myome betreffen zwei große Patientengruppen. Zum einen sind dies die Patientinnen, die ausgeprägte Symptome entwickeln, insbesondere Blutungsstörungen, verbunden mit einer sekundären Anämie oder auch Unterbauchbeschwerden. Auch weitere Beschwerden, wie Druck auf Blase oder Darm können abhängig von Größe und Lokalisation der Myome auftreten. Die zweite relevante Gruppe sind Patientinnen mit Kinderwunsch, auch hier können Myome symptomatisch sein. Sind diese Patientinnen asymptomatisch, ist es noch schwieriger zu entscheiden, inwieweit Myome für die Einschränkungen der Fertilität relevant sind und damit therapiebedürftig. In den letzten Jahren hat sich die Wahrnehmung von Myomen als Erkrankung doch deutlich verbessert.

Dies gewinnt umso mehr an Bedeutung, da die Kinderwunschpatientinnen immer älter werden und somit in der Gruppe von Patientinnen mit Kinderwunsch Myome immer häufiger auftreten und bedeutsam für die Kinderwunschbehandlung sind. Myome sind insbesondere durch die Vaginalsonographie, die sich in den letzten Jahren auch immer weiter verbessert hat, relativ gut und sicher zu diagnostizieren. In den letzten Jahren hat sich in der Therapie doch ein deutlicher Wandel vollzogen. Während vor einigen Jahren bei Patientinnen mit abgeschlossener Familienplanung die Hysterektomie noch der Standard war und meist nur bei jüngeren Patientinnen organerhaltend operiert wurde, gibt es jetzt doch noch eine größere Vielzahl an Behandlungsmethoden. Insbesondere die Entwicklung neuer medikamentöser Ansätze hat zu einer deutlichen Erweiterung des Spektrums und einem Paradigmenwechsel von ausschließlich chirurgischer Therapie hin zu kombiniert-chirurgischen oder rein medikamentösen Therapien geführt. Auch radiologisch-interventionelle Methoden haben in bestimmten Problemsituationen durchaus ihre Berechtigung. Der Schwerpunkt des vorliegenden Frauenärztlichen Taschenbuchs liegt deshalb weniger auf speziellen chirurgischen Therapien, sondern vor allem auf der Darstellung der medikamentösen Therapie, da diese doch eine neue verantwortungsvolle Aufgabe in der gynäkologischen Praxis ist. Hier müssen wir auch dem Rechnung tragen, dass auch bei den Patientinnen ein Umdenken eingesetzt hat. Die Hysterektomie ist heute beim Uterus myomatosus meist nur die Ultima Ratio. Es gibt doch vielfältige alternative Therapien, zumal ein großer Teil der Patientinnen keine Operation zur primären Lösung des Problems wünscht (Abb. 1.1) (Borah, 2013) Nachdem bisher doch hauptsächlich unspezifische medikamentöse Therapien vorhanden waren, die sich ausschließlich auf die Therapie der Blutungsstörungen konzentrierten, ist mit den selektiven Progesteronrezeptormodulatoren (SPRM) eine Therapiealternative vorhanden, die entsprechend gezielt und adäquat eingesetzt werden sollte. Es soll deshalb mit diesem Frauenärztlichen Taschenbuch eine Übersicht über Myome allgemein, insbesondere aber mit dem Schwerpunkt einer medikamentösen Therapie gegeben und

https://doi.org/10.1515/9783110549690-001

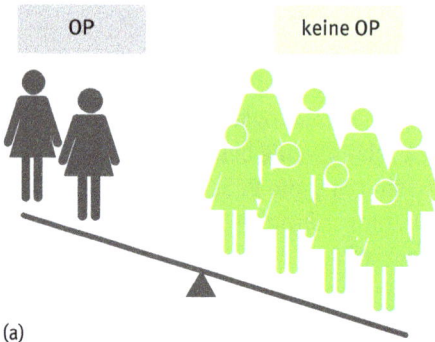

(a)

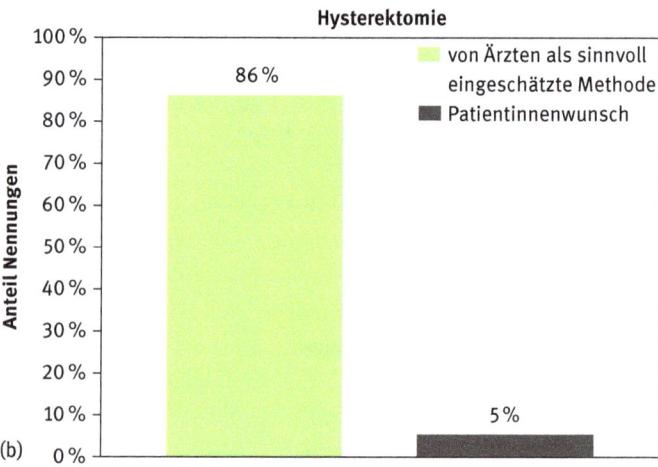

(b)

Abb. 1.1: Therapie bei Myomen; (a) Therapiewünsche der Patientinnen (David, 2015), 8 von 10 Patientinnen wollen nicht operiert werden; (b) ärztliche Einschätzung.

hier die Vor- und Nachteile, die Indikationen und Kontraindikationen exakt herausgearbeitet werden. Das Management in speziellen Problemsituationen wird dargestellt, auch typische Kasuistiken aus der Praxis. Therapiealgorithmen sollen in der täglichen gynäkologischen Praxis Hilfestellung liefern, da spezielle Leitlinien zum Thema Myome in Deutschland nicht existieren. Das Buch soll die individualisierte Therapie von Myomen, die auch von den Patientinnen immer mehr gewünscht wird, in der Praxis unterstützen.

Für Patientinnen bleibt die ärztliche Beratung die wichtigste Informationsquelle, wenn es um die Behandlung von Myomen geht (Abb. 1.2).

Durch die Anwendung zahlreicher alternativer Therapien ist die Anzahl der Hysterektomien in Deutschland langsam rückläufig (Abb. 1.3).

Auch der Anteil von Patientinnen mit Myom und Kinderwunsch hat zugenommen, da der Kinderwunsch in den letzten Jahren oft erst nach dem 30. Lebensjahr realisiert wird. Die Inzidenz der Myome steigt in dieser Altersgruppe deutlich an (Abb. 1.4).

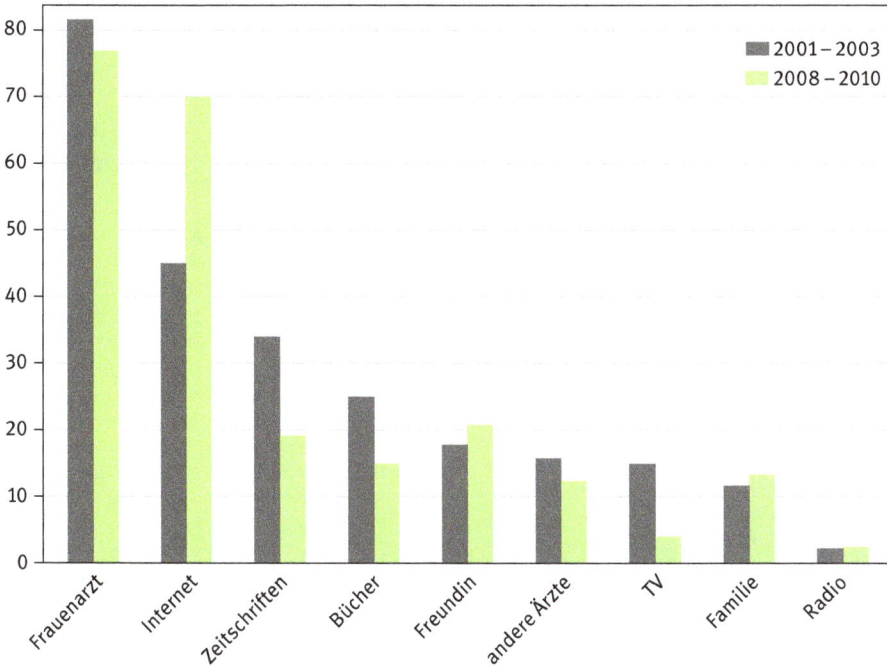

Abb. 1.2: Informationsquellen von Patientinnen zu Myomen und Myombehandlung (Knudsen, 2017): 72 % Arzt, 67 % Internet, 42 % andere, 2 % gar nicht (Mehrfachnennung möglich).

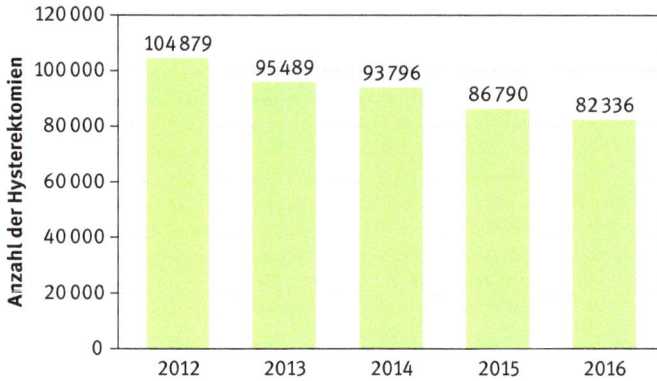

Abb. 1.3: Anzahl der Hysterektomien in Deutschland (Quelle: destatis). Die häufigsten Indikationen für eine Hysterektomie stellen Leiomyome und Blutungsstörungen mit 75 % dar.

Durchschnittliches Alter der Mütter bei Geburt des 1. Kindes in der bestehenden Ehe in Deutschland, West- und Ostdeutschland, 1960 bis 2015

Alter in Jahren

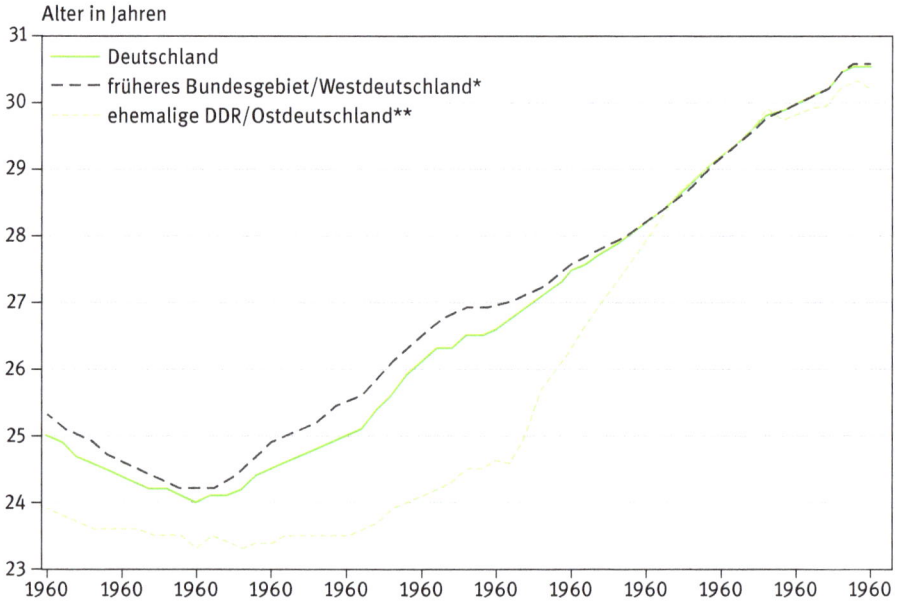

* bis 2000 früheres Bundesgebiet, ab 2001 Westdeutschland ohne Berlin
** bis 2000 Gebiet der ehemaligen DDR, ab 2001 Ostdeutschland einschl. Berlin
Datenquelle: 1960 bis 1989: Europarat, ab 1990: Berechnungen BiB

Abb. 1.4: Durchschnittliches Alter der Mütter bei Geburt des 1. Kindes in der bestehenden Ehe in Deutschland, West- und Ostdeutschland, 1960 bis 2015.

Merke: Die Patientinnen sollten über alle relevanten Therapieoptionen bei Myomen umfassend aufgeklärt werden.

2 Epidemiologie und Prävalenz von Myomen

Uterusmyome stellen den häufigsten benignen Tumor bei Frauen mit einer geschätzten Prävalenz zwischen 25 und 50 % dar (Christansen, 1993). Die Inzidenz ist altersabhängig (Marshall, 1997). Viele Myompatientinnen sind asymptomatisch und bedürfen daher meist keiner Therapie. Die Prävalenz ist altersabhängig und bei afroamerikanischen Frauen deutlich höher (Abb. 2.1). Die Zahlen in der Literatur variieren sehr stark: Inzidenzangaben von 217 bis 3745 Fälle pro 100.000 Frauenjahre (Stewart, 2017).

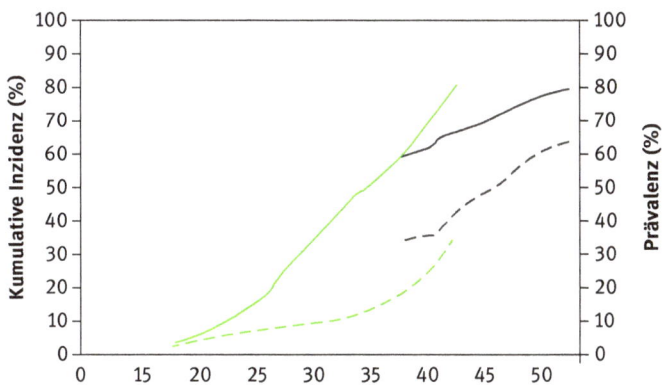

Abb. 2.1: Prävalenz von Myomen (Stewart, 2016).

Die Datenlage zur Prävalenz des Uterus myomatosus in Deutschland war bisher unklar. In einer aktuellen Studie zur Prävalenz von Myomen wurde ein Routinekollektiv von 2296 Frauen in 7 gynäkologischen Praxen in Deutschland untersucht (Ahrendt, 2017; Foth, 2017). Die Myomdiagnose wurde dabei per Vaginalsonographie gestellt. Von 1314 prämenopausalen Studienteilnehmerinnen im Alter von 30 bis 55 Jahren wiesen 48,6 % Myome auf, wobei die Prävalenz in der Gruppe der 46- bis 50-jährigen Patientinnen mit 65,2 % am höchsten lag. Sowohl Anzahl der Myome als auch deren Größe nahmen mit dem Alter der Patientinnen bis zum Erreichen der Postmenopause zu. Der Anteil der subserösen und intramuralen Myome war mit jeweils über 40 % am höchsten.

Über 50 % der untersuchten Patientinnen wiesen Symptome auf, wobei die Hypermenorrhoe mit über 40 % das Hauptsymptom darstellte. Daneben traten Beschwerden wie Dysmenorrhoen (ca. 28 %) und Unterbauchbeschwerden (ca. 15 %) bei betroffenen Patientinnen auf. Myombedingte Beschwerden traten meist in Kombination auf, wobei die Symptomatik sowohl mit der Anzahl als auch der Größe der Myome zunahm. Das Alter der Frauen hatte auf die Symptomatik keinen signifikanten Einfluss (Ahrendt, 2017; Foth, 2017) (Abb. 2.2).

https://doi.org/10.1515/9783110549690-002

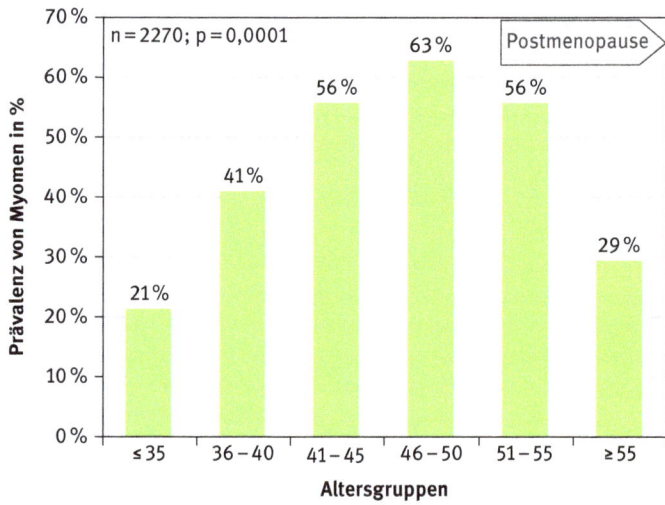

Abb. 2.2: Prävalenz von Myomen in Deutschland (Ahrendt, 2016). Fast jede 2. Frau über 30 in der gynäkologischen Praxis hat Myome.

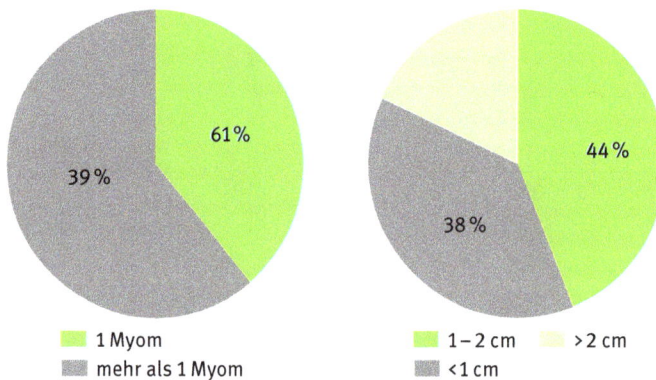

Abb. 2.3: Anzahl und Lokalisation der Myome in der deutschen Prävalenzstudie (Ahrendt, 2016; Foth, 2017).

Die vorliegenden Daten unterstreichen eindrucksvoll die bisher oft unterschätzte hohe Prävalenz des Uterus myomatosus in Deutschland.

Die Mehrzahl der Frauen hat ein Myom (61 %). 40 % der Myome sind größer als 2 cm (Abb. 2.3). Intramurale Myome sind mit 49 % häufiger als subseröse Myome (46 %) und submuköse Myome (6 %) (Ahrendt, 2016).

Merke: Die Prävalenz von Myomen nimmt altersabhängig zu, wobei nur ca. 50 % der Patientinnen relevante Symptome entwickeln.

3 Ätiologie von Myomen

Die Entstehung von Myomen ist prinzipiell immer noch ungeklärt. Es gibt aber zahlreiche Risikofaktoren für die Entstehung von Myomen. Genetische Faktoren spielen hier eine Rolle. Einzelne Gene wurden hierfür identifiziert. In der klinischen Praxis zeigt sich dies, wenn sehr junge Frauen immer wieder multiple Myome entwickeln. Hier ist es daher immer ratsam eine gezielte Familienanamnese zu erheben. Therapeutische Ansätze dafür gibt es derzeit allerdings nicht. Es gibt eindeutige ethnische Unterschiede, so entwickeln afroamerikanische Frauen signifikant häufiger und ausgeprägter Myome (Stewart, 2017). Hormonelle Faktoren, wie frühe Menarche und späte Menopause spielen eine Rolle. Mit zunehmender Parität entwickeln sich häufiger Myome. Dies schließt aber in der klinischen Praxis nicht aus, dass auch bereits Nullipara zahlreiche Myome haben. Auch andere Faktoren, wie Bluthochdruck und Adipositas, hier insbesondere durch die erhöhte Aromatisierungsrate von Östradiol im Fettgewebe, kann die Wahrscheinlichkeit an Myomen zu erkranken, erhöhen. Auch Kaffee und Alkohol können zusätzliche Risikofaktoren für die Entwicklung von Myomen sein (Abb. 3.1). Über die Entwicklung aus einer Stammzelle über ein präklinisches Myom zu einem klinisch signifikanten Myom gibt es nur wenige Untersuchungen (Abb. 3.2). Auch die Ernährung scheint hier einen Einfluss zu haben. Somit gewinnen auch in der Prävention ernährungsmedizinische Ansätze an Bedeutung (Kap. 4). Auch Vitamin D scheint für die Entstehung von Myomen ein relevanter Faktor zu sein. Definitiv ein entscheidender Faktor ist jedoch die Hormonabhängigkeit des Myoms, so dass es vor der Menarche und nach der Menopause keine Neuentwicklung von benignen Myomen gibt. Während meist in den Lehrbüchern nur auf die östrogenabhängige Komponente eingegangen wird ist doch seit vielen Jahren klar, dass Progesteron ebenfalls ein entscheidender Co-Faktor ist (Hoellen, 2016). Dies findet auch Ausdruck darin, dass die Progesteronrezeptoren A und B im Myom signifikant höher ausgeprägt sind als im Myometrium (Tab. 3.1). Die Mitoserate der Myome ist unter einer Progesterontherapie bzw. in der Lutealphase nachweislich erhöht. Somit konnte auch nachgewiesen werden, dass das Myomwachstum in der 2. Hälfte des Zyklus unter Einfluss des Progesterons am stärksten ist (Abb. 3.3). Dies zeigte sich an einer höheren

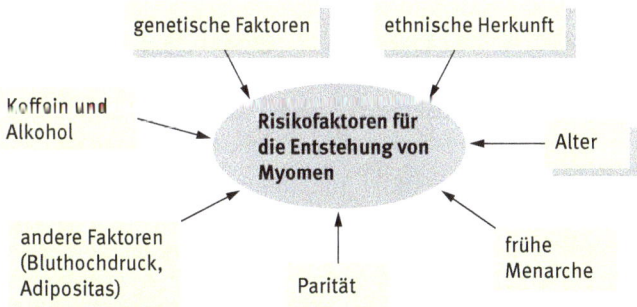

Abb. 3.1: Was sind Risikofaktoren für die Entstehung von Myomen? (Stewart, 2016).

https://doi.org/10.1515/9783110549690-003

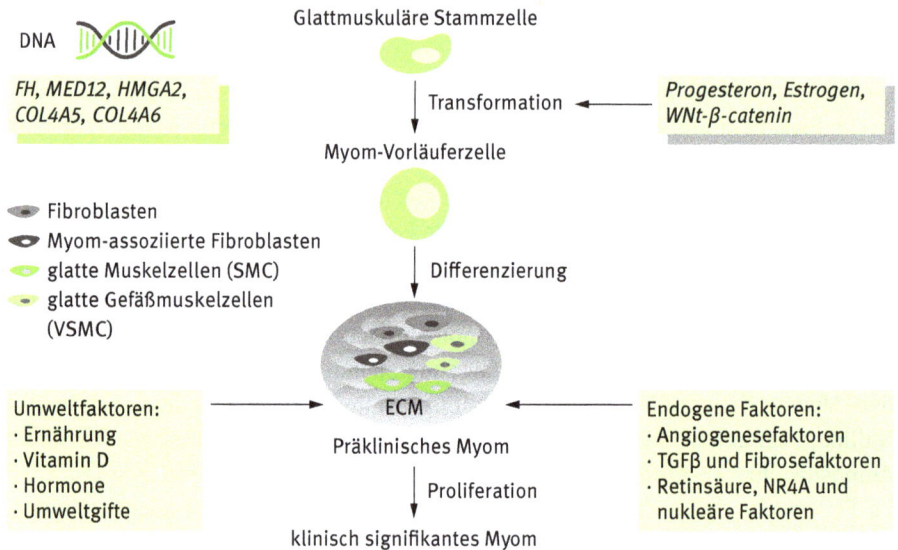

Abb. 3.2: Risiken für eine Myomentstehung (Stewart, 2017).

Tab. 3.1: Nachgewiesene Unterschiede von Östrogen und Progesteron im Myometrium und Myomen (Schmid et al., 2016).

	Myom	Myometrium
Östrogenkonzentration	++++	++
Östradiolabbau zu Östron	+	++++
Östrogenrezeptor α und β	+++	++
Aromatase	++++	++
Progesteronrezeptor A und B	++++	+
Mitoserate unter Progesterontherapie bzw. in der Lutealphase	++++	+

Expression des Proliferationsmarkers ki67 in dieser Zyklusphase (Kawaguchi, 1989). Warum eine Frau Myome entwickelt und eine andere nicht, bleibt weiterhin unklar. Vermutlich müssen mehrere Faktoren zusammenkommen, um klinisch relevante Myome zur Ausprägung zu bringen. Es bleibt auch offen, warum Myome letztendlich wachsen. In kleineren Untersuchungen betrug die Wachstumsrate über 6 Monate ca. 30 % im Mittel. Ein kleiner Teil der Myome (15 %) bildet sich auch spontan zurück (Abb. 3.4). Für das Myomwachstum relevant sind die Myomausgangsgröße und das

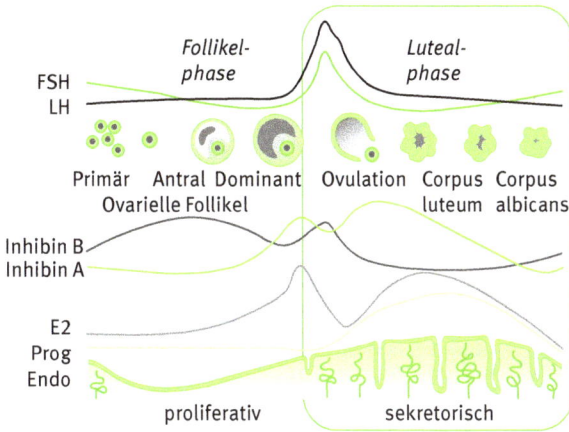

Während der sekretorischen Phase des Zyklus (Lutealphase) sind die Progesteronspiegel am höchsten
→ Zellteilung ist erhöht
→ **Myome wachsen am stärksten in der 2. Hälfte des Menstruationszyklus!**

Abb. 3.3: Einfluss des Zyklus auf das Myomwachstum (Wise, 2016).

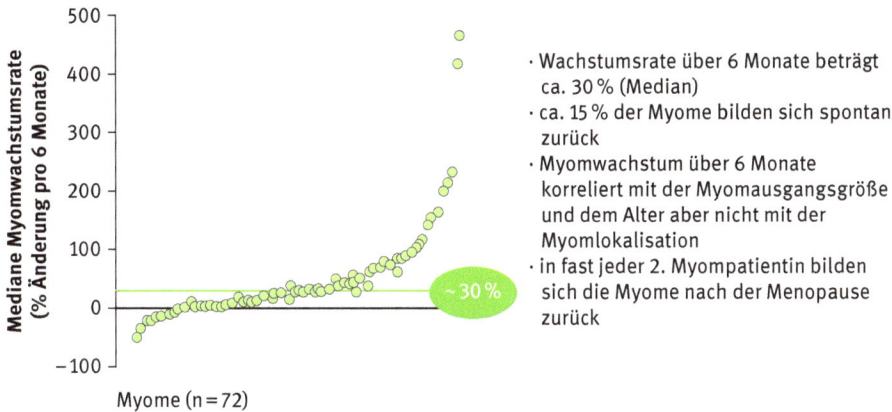

· Wachstumsrate über 6 Monate beträgt ca. 30 % (Median)
· ca. 15 % der Myome bilden sich spontan zurück
· Myomwachstum über 6 Monate korreliert mit der Myomausgangsgröße und dem Alter aber nicht mit der Myomlokalisation
· in fast jeder 2. Myompatientin bilden sich die Myome nach der Menopause zurück

Abb. 3.4: Wachstumsrate von Myomen (David, 2014; Ahrendt, 2016; Peddada, 2008).

Alter, nicht die Myomlokalisation. Bei fast jeder zweiten Myompatientin bilden sich die Myome in der Postmenopause zurück und werden zumindest kleiner.

Der große Risikofaktor in Studien ist die ethnische Herkunft (hohe Inzidenz bei Schwarzafrikanerinnen). Weitere Risikofaktoren sind: Alter, Prämenopause, Hypertonie, familiäre Disposition, Zeit seit letzter Geburt und Sojamilchverbrauch. Diese Faktoren erhöhen das Risiko für eine Myomentstehung.

In den letzten Jahren steht auch Vitamin D vermehrt im Fokus der Ätiologie von Myomen. Vitamin D reguliert die Zellproliferation, hemmt die Angiogenese und stimuliert die Apoptose. Somit scheint ein Vitamin-D-Mangel ein Risikofaktor für die Entstehung von Myomen zu sein (Ciebiera, 2018; Brakta, 2015).

Merke: Die Ätiologie von Myomen ist weiterhin unklar. Multiple Risikofaktoren begünstigen die Myomentwicklung.

4 Prävention von Myomen

Für die Patientin ist es in der Praxis oft eine wichtige Frage, ob es empfehlenswerte Maßnahmen zur Prävention von Myomen gibt. Besonders für junge Frauen nach Operationen multipler Myome ist dies relevant. Während einerseits Myome unter dem Einfluss von Progesteron und Östrogen wachsen, gibt es jedoch auch andererseits hormonelle präventive Ansätze. So scheint unter der Anwendung von Depot-MPA die Inzidenz von Myomen geringer zu sein. Auch Patientinnen, die kombinierte orale Kontrazeptiva einnehmen, haben ein niedriges relatives Risiko für die Entwicklung von Myomen. In mehreren Studien konnte gezeigt werden, dass das relative Risiko um 50 % bei einer langfristigen Einnahme von KOK sinkt (Tab. 4.1). Der Effekt ist von der Dauer der Anwendung der oralen Kontrazeptiva abhängig. Dieser Effekt erklärt sich dadurch, dass unter der Anwendung von kombinierten oralen Kontrazeptiva die Hormonspiegel relativ konstant und etwas supprimiert sind, so dass die hormonellen Schwankungen des hormonalen Zyklus, insbesondere der höheren Progesteronwerte, wegfallen. Dies muss aber deutlich von einem therapeutischen Ansatz unterschieden werden, da hierbei kombinierte orale Kontrazeptiva keine zielgerichtete Therapie darstellen. Weitere präventive Ansätze bestehen durch ernährungsmedizinische Maßnahmen (Gerhard, 2018). Erste interessante Ergebnisse liegen auch für die Anwendung von Grüntee-Extrakt vor. Spezifische Substanzen verhindern hier ein Wachstum von Myomen, dies konnte in placebokontrollierten Studien gezeigt werden. Ebenso scheint eine ausreichende Vitamin-D-Versorgung ein signifikanter Faktor in der Prävention von Myomen zu sein (Brakta, 2015; Ciebiera, 2018). Komplementäre und alternative Methoden, wie Sport, Diät, Kräuter und Akupunktur werden häufig genutzt und können zu einer temporären Verbesserung von Symptomen führen (vor allem von Blutungsstörungen). Sie haben aber keinen direkten Effekt auf die Myome (Jacoby, 2014). Die Anwendung von Kräutern zeigte jedoch in keiner Studie einen klinischen signifikanten Effekt auf Myome und deren Symptomatik (Liu, 2013).

Tab. 4.1: Kombinierte orale Kontrazeptiva und Myomrisiko.

Autor (Jahr)	Dauer der OC-Anwendung	Relatives Risiko für Myome
Ross et al. (1986]	10 Jahre	0,69
Parazzini et al. (1992]	< 3 Jahre	1,3
	≥ 3 Jahre	0,8
Chiaffarino et al. (1999]	4–6 Jahre	0,8
	≥ 7 Jahre	0,5

! Merke: Evidenzbasierte präventive Methoden für den Uterus myomatosus gibt es derzeit nicht.

https://doi.org/10.1515/9783110549690-004

5 Diagnostik von Myomen

Durch die Prävalenzstudie konnte gezeigt werden, dass in Deutschland eine deutliche Diskrepanz zwischen der Prävalenz von symptomatischen Myomen und der Diagnose eines Uterus myomatosus in der Praxis besteht (Ahrendt, 2016). Die Diagnostik erfolgt daher oft verzögert. Die betroffen Frauen warten oft zu lange, bis sie bezüglich einer myombedingten Symptomatik einen Arzt konsultieren. Die Diagnosestellung verzögert sich u. a. dadurch, dass aufgrund fehlender Indikation bei symptomfreien oder unspezifisch symptomarmen Frauen keine Ultraschalluntersuchungen in der Regelversorgung vorgesehen sind und entsprechend vergütet werden. In Frage kommen Ultraschalluntersuchungen des kleinen Beckens bei fehlender Indikation nur als Wunschleistung, eine sog. individuelle Gesundheitsleistung (IGeL), deren Kosten von der Patientin selbst getragen werden müssen. So werden Sonographien nicht bei jeder Routineuntersuchung durchgeführt, sondern erst, wenn eine entsprechende deutliche klinische Symptomatik auftritt. Hiermit erklärt sich auch, dass in der Prävalenzstudie ein so hoher Anteil diagnostizierter Myome vorliegt, da hier alle Frauen als Screening eine Vaginalsonographie erhalten haben (Ahrendt, 2016).

Eine gezielte Anamnese ist erforderlich. Das am häufigsten zu objektivierende und assoziierende Symptom eines Myoms ist eine neu auftretende oft erhebliche Blutungsstörung. Diese Problematik ist letztendlich oftmals der Grund dafür, dass betroffene Frauen einen Gynäkologen konsultieren. Weitere myombedingte Beschwerden (z. B. Unterbauchbeschwerden, Druck auf Blase und Darm) werden von Patientinnen seltener primär mit Myomen assoziiert. Diese Beschwerden sollten bei der Diagnosestellung unbedingt beachtet werden, denn hier kommen differenzialdiagnostisch auch zahlreiche andere Erkrankungen, beispielsweise bei Unterbauchbeschwerden die Endometriose, in Frage. Subjektive Wahrnehmungen der Patientinnen und objektive Quantifizierung der Symptomatik unterscheiden sich häufig. Von Patientinnen mit erheblichen Hypermenorrhoen (Blutverlust > 80 ml pro Monat) empfinden nur ca. 50 % dies als starke Blutung (Hallberg, 1966).

Bei Blutungsstörungen ist es sehr wichtig, differenzialdiagnostisch zwischen funktionellen und organisch bedingten Blutungsstörungen zu unterscheiden, so wie dies auch in der FIGO-Klassifikation für Blutungsstörungen deutlich differenziert wird (PALM-COIN-Klassifikation) (Tab. 5.1) (Munro, 2011).

Die Diagnostik von Myomen ergibt sich im Wesentlichen aus der Anamnese und der gynäkologischen Palpation, die auch durch eine Ultraschalluntersuchung nicht ersetzt wird. Bei Blutungsstörungen oder auffälligem Tastbefund ist der Ultraschall (vaginal und ggf. auch abdominal) dann die Methode der Wahl (Abb. 5.1, Abb. 5.2). Insbesondere bei subserösen und intraligamentären Myomen sollte unbedingt auch eine zusätzlich abdominale Sonographie erfolgen, um gestielte subseröse Myome nicht zu übersehen. Hb-, Hk- und Ferritin-Bestimmungen sollten insbesondere bei Patientinnen mit Blutungsstörungen zur Standarduntersuchung gehören, da die myombedingte sekundäre Anämie oft unterschätzt und damit zu selten diagnostiziert

https://doi.org/10.1515/9783110549690-005

Tab. 5.1: FIGO-Nomenklatur der abnormalen uterinen Blutungen (AUB) bezogen auf die Ursache (Munro, 2011).

FIGO-Kürzel	Ursache
P	Polyp
A	Adenomyosis
L	Leiomyom
M	Malignität und Hyperplasie
C	Coagulopathie
O	Ovulationsstörungen
E	Endometrium
I	iatrogen
N	nicht klassifiziert

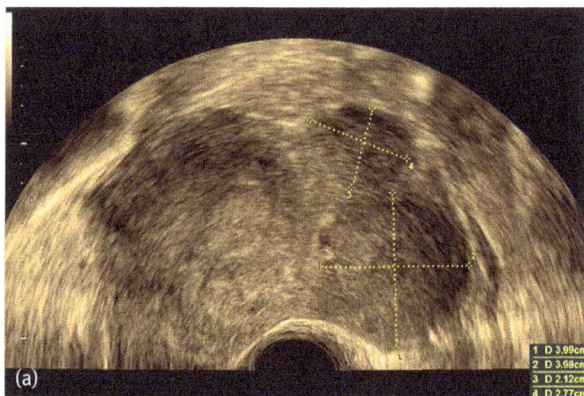

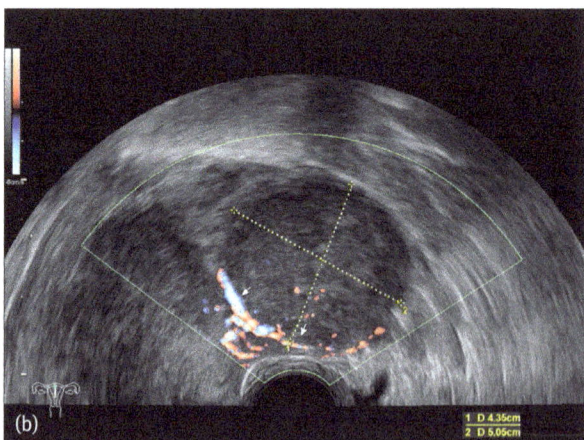

Abb. 5.1: Sonographiebefunde Myom. (a) Längsschnitt durch den Uterus mit zwei subserösen Myomen, von der Vorderwand des Corpus uteri ausgehend. (b) Das farbdopplersonographisch untersuchte größere Myom zeigt die myomtypische umgebende Vaskularisation (Pfeile) und eine geringe Binnenvaskularisation (aus Dürr: Transvaginale Sonographie in der Gynäkologie, FATB; De Gruyter 2014).

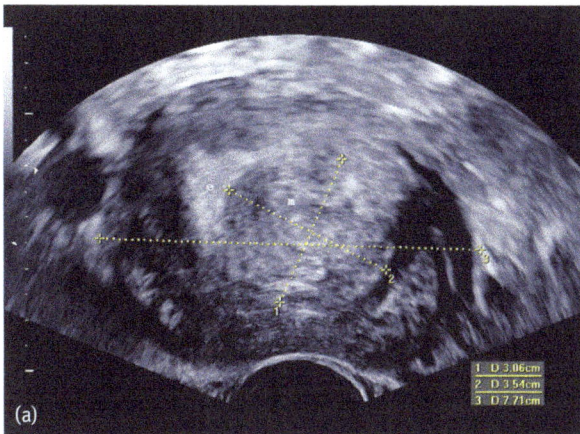

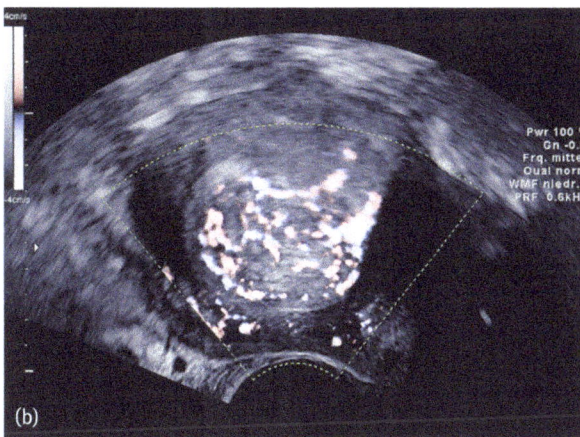

Abb. 5.2: Sonographiebefunde Myom. (a) Corpus uteri quer mit einem relativ großen submukösen Myom (m). Maße im Bild. Endometrium (e). (b) Der Farbdoppler zeigt dessen myomtypische Randvaskularisation, aber auch eine sehr starke Binnenvaskularisation, die sich bei der auf hysteroskopischem Wege erfolgten Entfernung des Myoms bestätigte (aus Dürr: Transvaginale Sonographie in der Gynäkologie, FATB; De Gruyter 2014).

und therapiert wird. Nicht selten wird von Hausärzten eine internistische Diagnostik (z. B. Koloskopie) veranlasst, bevor die viel häufigeren gynäkologischen Ursachen in Betracht gezogen werden. Ausführliche Darstellungen zur sonographischen Diagnostik am Myom finden sich im Frauenärztlichen Taschenbuch „Transvaginale Sonographie in der Gynäkologie" (Dürr, 2014). Die Farbdopplersonographie kann zur weiteren differenzierten Diagnostik hilfreich sein (Dürr, 2014). Neben der vaginalen und ggf. abdominalen Ultraschalluntersuchung ist auch ggf. eine Nierensonographie in das diagnostische Management mit einzubeziehen, da auch insbesondere sehr große intraligamentäre Myome zu einem Nierenstau führen können. Die MRT-Untersuchung bleibt nur speziellen Fragestellungen vorbehalten, wie z. B. der Differenzialdiagnostik von Myom und Adenomyose vor einer geplanten organerhaltenden Operation (Abb. 5.3).

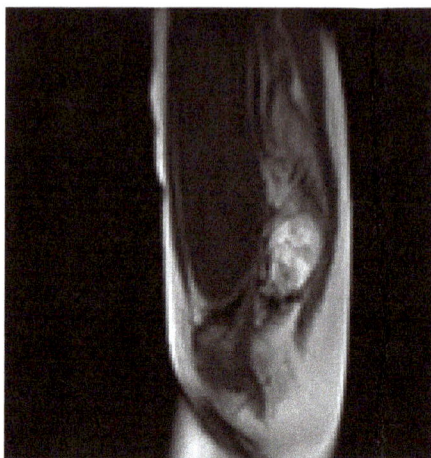

Abb. 5.3: MRT-Befund: Myom.

Tab. 5.2: Empfehlung zur frühzeitigen Diagnose von Myomen beim niedergelassenen Gynäkologen (Römer, 2017).

Untersuchung	Wann sie gemacht werden sollen
Anamnese	Bei jeder Konsultation
Palpation	Bei Beschwerden und jeder Konsultation
Ultraschall	Bei Blutungsstörungen oder Tastbefund
MRT	Bei speziellen Fragestellungen, wenn keine abschließende Beurteilung per Sonographie möglich ist, dringender Verdacht auf Adenomyosis mit Therapierelevanz oder Leiomyosarkom.
Hb	Bei Blutungsstörungen
Hk/Hkt	Bei Blutungsstörungen
Ferritin	Bei Blutungsstörungen

Nur in seltenen Fällen, z. B. bei multiplen Myomen vor geplanten Uterusarterien-embolisationen oder vor einer MR-fokussierten Ultraschallbehandlung, können diese indiziert sein. Der Stellenwert von Neuentwicklungen der MRT-Diagnostik, wie der MR-Elastographie, ist derzeit noch unklar. Dies könnte aber zukünftig relevant für Therapieentscheidungen sein (Jondal, 2018).

Klinik und Sonographie sind somit die Grundpfeiler der Diagnostik (Tab. 5.2).

Bezüglich der Blutungsproblematik gibt es oft eine erhebliche Diskrepanz zwischen der subjektiven Wahrnehmung der Patientin und den objektivierbaren Daten.

> **Merke:** Blutungsstörung ist nicht gleich Blutungsstörung. Hier ist zwingend zwischen funktionellen und myombedingten Ursachen zu unterscheiden.
>
> Eine umfassende Diagnostik ist essenziell für eine frühzeitige adäquate Therapie (Lokalisation und Größe der Myome nach FIGO-Klassifikation).
>
> Der subjektive Leidensdruck der Patientin, insbesondere bei Blutungsstörungen und/oder Unterbauchschmerzen bzw. anderen myombedingten Beschwerden ist relevanter als die mögliche objektivierbare Symptomstärke.

Wenn zur weiteren Diagnostik eine Hysteroskopie und Laparoskopie durchgeführt wird, sollte diese dann auch mit der operativen Therapie der Myome kombiniert werden (Wöckel, 2013), das heißt, es sollte präoperativ eine entsprechende Aufklärung der Patientin erfolgen und eine entsprechende chirurgische Expertise vorliegen.

6 Klassifikation von Myomen

Für die Lokalisation und Beschreibung (z. B. Größe) von Myomen sollte generell die FIGO-Klassifikation eingesetzt werden, da nur dadurch eine gute reproduzierbare Beschreibung des detaillierten Befunds gewährleistet ist (Abb. 6.1, Tab. 6.1) (Munro, 2011).

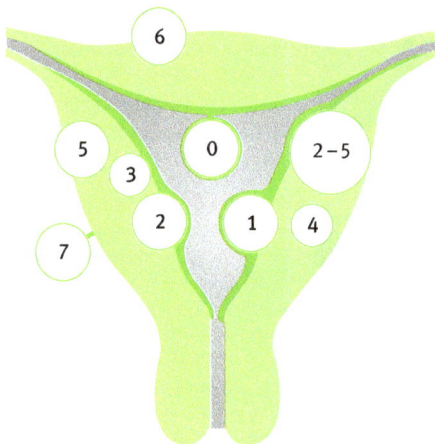

Abb. 6.1: FIGO-Subklassifikation der Myome (Tab. 6.1) (Munro, 2011).

Tab. 6.1: Leiomyom-FIGO-Klassifizierungssystem (Munro, 2011; s. Abb. 6.1).

SM-submukös	0	gestielt intrakavitär
	1	< 50 % intramural
	2	≥ 50 % intramural
O-Andere	3	bis Endometrium, 100 % intramural
	4	intramural
	5	subserös ≥ 50 % intramural
	6	subserös ≤ 50 % intramural
	7	subserös gestielt
	8	sonstige (z. B. Zervix, Ligamente)
Hybrid-Leiomyome (Myom vom Endometrium bis zur Serosa reichend)		zwei Nummern werden separat aufgeführt, getrennt durch einen Bindestrich, die erste Nummer bezieht sich auf das Endometrium, die zweite auf die Serosa
	2–5	submukös und subserös, jeder Teil mit weniger als dem halben Durchmesser in der Uterushöhle bzw. Bauchhöhle

https://doi.org/10.1515/9783110549690-006

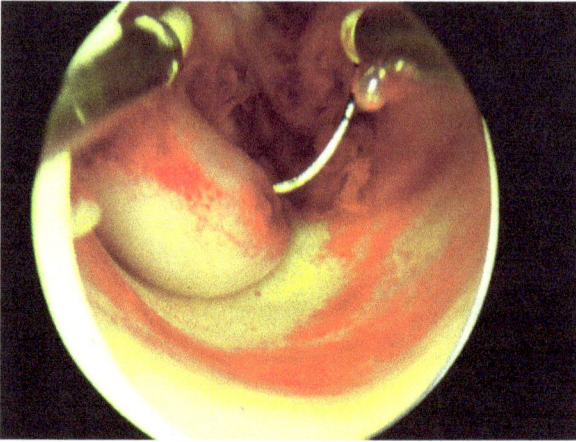

Abb. 6.2: Hysteroskopie-befund: submuköses Myom (FIGO 0).

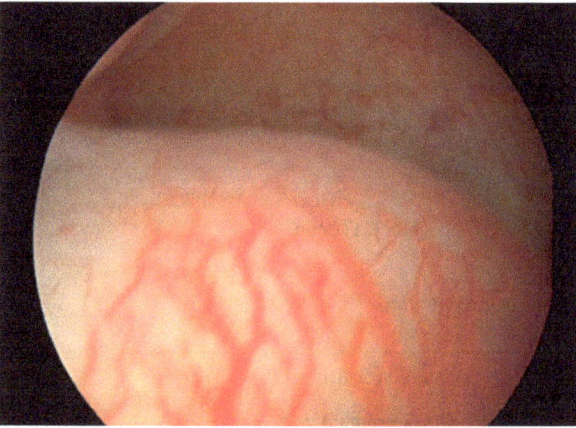

Abb. 6.3: Hysteroskopie-befund: submuköses Myom (FIGO 1).

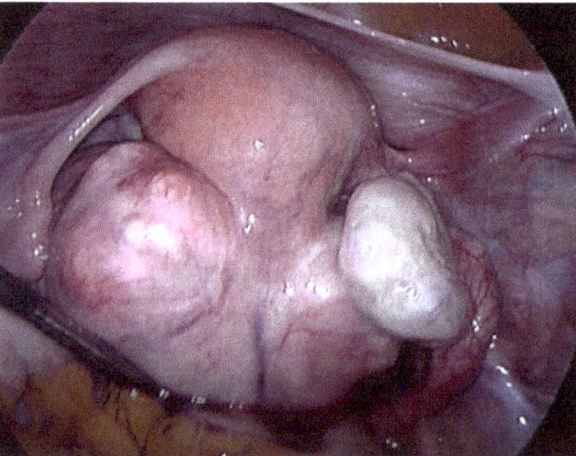

Abb. 6.4: Laparoskopiebe-fund: gestieltes subseröses Myom (FIGO 7).

Die Klassifizierung von Myomen ist für die Prognose und Therapieempfehlung sehr wichtig, so dass für jeden Vor- und Nachbehandler die Lokalisation, Größe und Anzahl der Myome gut nachvollziehbar sein sollten (Abb. 6.2, Abb. 6.3, Abb. 6.4). Die FIGO-Klassifikation bietet hier eine optimale Grundlage. Diese sollte jeder Gynäkologe kennen und anwenden (Abb. 6.1, Tab. 6.1) (Munro, 2011).

Auch aus forensischer Sicht ist die Dokumentation mit Größe und Lage der Myome relevant, speziell wenn später die Frage des Kinderwunsches besteht und dann gelegentlich Vorwürfe bezüglich einer zu spät eingeleiteten Therapie erhoben werden.

Merke: Eine FIGO-Klassifikation von Myomen ist unbedingt erforderlich.

7 Klinische Symptomatik von Myomen

Die Symptomatik von Myomen ist vielfältig und hängt von der Größe und vor allem von der Lokalisation der Myome ab (Tab. 7.1) (Rabe, 2012; Wöckel, 2013). Im Vordergrund stehen meistens Blutungsstörungen, die oft zu einer sekundären Anämie führen und damit zur Beeinträchtigung der Leistungsfähigkeit. Die wesentlichen Symptome bei Frauen mit Myomen sind Hypermenorrhoe (40 %), Dysmenorrhoe (28,2 %), Unterbauchschmerzen (14,9 %) und Zusatzblutungen (14,1 %) (Ahrendt, 2016). Myome verursachen durch verschiedene Mechanismen Blutungsstörungen, die oft kombiniert auftreten:

1. Deformierung und Vergrößerung des Uteruscavums
2. gesteigerte und gestörte Uteruskontraktilität
3. Störung des Endometriums durch Atrophie oder Venenerweiterung in Myomnähe
4. gestörter Blutfluss am Endometrium
5. endometriale Entzündungsreaktion
6. Sekretion von vasoaktiven Substanzen

Je näher ein Myom am Endometrium liegt, desto relevanter ist dies für die Blutungsstörungen (Tab. 7.1).

Tab. 7.1: Lokalisation von Myomen und Blutungsstörungen.

Lokalisation des Myoms	Häufigkeit von Blutungsstörungen
submukös	+++
intramural	
– cavumnah	++
– cavumfern	+
subserös	Ø

Bei Vorliegen einer entsprechenden Symptomatik, hauptsächlich bei submukösen Myomen in Form von Blutungsstörungen als auch bei intramuralen cavumnahen Myomen, ist meist eine zielgerichtete Therapie indiziert.

Des Weiteren bestehen oft Dysmenorrhoen und Unterbauchbeschwerden. Je nach Lokalisation können Myome auch zu einem Druck auf Blase und Darm führen. Große (intraligamentäre) Myome können auch den Harnleiter komprimieren und zu einer Hydronephrose führen.

Merke: Neben den Blutungsstörungen sollten auch weitere myomassoziierte Symptome gezielt erfragt werden.

https://doi.org/10.1515/9783110549690-007

8 Myome und Fertilität

Auch wenn hier die Studienlage sehr heterogen ist, ist zumindest für die submukösen Myome eindeutig erwiesen, dass diese die Fertilität beeinträchtigen und zu einer erhöhten Inzidenz von habituellen Aborten führen (Göretzlehner, 2010a; Römer, 2009). Dies wird auch dadurch bestätigt, dass nach der Resektion von submukösen Myomen die Legendgeburtenrate signifikant ansteigt und die Abortrate danach reduziert wird (Shokeir, 2005; Römer, 2009). Auch vor geplanten Schwangerschaften ist zu diskutieren, ob größere ungünstig gelegene Myome als geburtshilflicher Risikofaktor (z. B. Geburtshindernis) vorher zu entfernen sind.

8.1 Lokalisation der Myome

Bezüglich des Kinderwunsches sind besonders submuköse Myome relevant (Tab. 8.1). Hierzu gibt es entsprechende Daten, dass bei Vorliegen von submukösen Myomen, zum Teil auch intramuralen cavumnahen Myomen, über verschiedene Effekte (verändert durch Durchblutungsstörungen des Endometriums, ein Raummangelproblem [IUD-Effekt], lokale Entzündungsreaktion am Endometrium) die Implantation verhindert werden kann und dies zu gestörten Frühschwangerschaften führt (Bosteels, 2015; Römer, 2009; Shokeir, 2005). Auch mechanische Veränderungen, wie ein Tubenverschluss, beeinflussen die Fertilität negativ. Für intramurale Myome ist die Datenlage uneinheitlich, hier ist es wohl vor allem die Cavumnähe, die für eine Störung einer Schwangerschaft relevant ist (Tian, 2017). Dies ist u. a. bedingt durch nachweisbare hämodynamische Alterationen (Moon, 2015). Ein intramurales Myom kann aber auch zu einer Kompression der Tuben und damit zum Tubenverschluss führen. Dies ist aber bei beiden Tuben selten der Fall.

Subseröse Myome spielen für die Fertilität eher eine untergeordnete Rolle (Zepiridis, 2016). Bei subserösen und intraligamentären Myomen ist nur die Frage einer Therapie zu stellen, wenn diese bei einer Schwangerschaft zum Geburtshindernis werden könnten oder sogar die Gefahr der Kompression des Ureters droht (Römer, 2015).

Tab. 8.1: Lokalisation von Myomen und Einfluss auf die Fertilität.

Lokalisation des Myoms	Effekte auf die Fertilität
submukös	+++
intramural	
– cavumnah	++
– cavumfern	+
subserös	Ø

https://doi.org/10.1515/9783110549690-008

Tab. 8.2: Einfluss einer Myomektomie auf die Spontankonzeptionsrate (Casini, 2008; Metwally, 2012).

	Schwangerschaftsraten	
Lage des Myoms	mit Myomektomie	ohne Myomektomie
submukös	43,3 %	27,2 %
intramural	56,5 %	41,0 % n.s.
submukös-intramural	40,0 %	15,0 %
intramural-subserös	35,5 %	21,4 % n.s.

Tab. 8.3: Operationsindikation bei Myomen und Kinderwunsch (Römer, 2015).

Lokalisation	Symptomatik	Operationsindikation
submukös	ja	ja
	nein	> 2 cm ja
intramural cavumnah	ja	ja
	nein	nach Abort, ja
intramural cavumfern	ja	ja
	nein	nein (außer potenzielles Geburtshindernis)
subserös	ja	ja
	nein	nein (außer potenzielles Geburtshindernis)
alle	Tubenverschluss	ja

Der Einfluss submuköser und submukös-intramuraler Myome auf die Fertilität wurde auch durch die nach Myomektomie verbesserte Konzeptionsrate bewiesen (Tab. 8.2).

Indikationen für eine Therapie ergeben sich somit nach Lage und Symptomatik und bedürfen einer individuellen Beurteilung (Tab. 8.3).

8.2 Größe der Myome

Bei submukösen Myomen ist die Größe für die Therapie nicht so relevant, denn bereits bei kleineren Myomen ab 1–2 cm ist ein Zusammenhang mit Fertilitätsstörungen sicher gegeben. Auch aufgrund der damit verbundenen klinischen Symptomatik ist eine Entfernung anzuraten (Bosteels, 2015; Römer, 2009; Shokeir, 2005). Bei intramuralen, nicht cavumnahen Myomen ist mit besonderer Zurückhaltung vorzugehen, da kleinere Myome, wenn diese nicht cavumnah liegen und nicht den Tubenabgang komprimieren, offenbar keine eindeutige Relevanz für eine Schwangerschaft haben. Allerdings ist die Datenlage hier uneinheitlich. Bei intramuralen Myomen scheint neben der Lage auch die Größe von Bedeutung. Bei einer Größe von intramuralen, nicht cavumdeformierenden Myomen ab 3 cm, ist mit negativen Auswirkungen auf die klinische Schwangerschaftsrate (OR=0,62) und die Lebendgeburtenrate (OR=0,58) zu rechnen (Christopoulos, 2017).

In einigen Empfehlungen wird eine Größe ab 4 cm als Kriterium für ein operatives Vorgehen genannt (Zepiridis, 2016). Bei größeren Myomen, die ein Geburtshindernis darstellen, sollte zumindest vor einer Fertilitätsbehandlung darüber nachgedacht werden, ob diese entfernt werden sollten, um myombedingte Komplikationen in der Schwangerschaft zu vermeiden (Tab. 8.3).

Merke: Der Einfluss von Myomen auf die Fertilität hängt von Lage, Größe und Anzahl der Myome ab.

9 Operative Therapien

9.1 Organerhaltende operative Therapie

Für Frauen mit abgeschlossener Familienplanung stellte viele Jahre die Hysterektomie die Therapie der 1. Wahl dar. In den letzten Jahren kommen zunehmend organerhaltende endoskopische Verfahren zur Anwendung und dies nicht nur bei Kinderwunschpatientinnen (Wöckel, 2013).

   Bei Myomen werden heute organerhaltende Therapien auch bei abgeschlossener
Familienplanung angewendet, wenn die Patientinnen dies wünschen. Allerdings
kann bei abgeschlossener Familienplanung und multipler Myome die Hysterektomie
als etablierte Methode mit dem Vorteil einer Rezidivvermeidung angeboten werden.
Die Patientinnen sollten über die Vor- und Nachteile organerhaltender Therapien umfassend aufgeklärt werden (Wöckel, 2013; Scholz, 2013; Rabe, 2012).

9.1.1 Operative Hysteroskopie

Die bipolare Hysteroskopie ist die Methode der Wahl in der Therapie von submukösen
Myomen (Abb. 9.2, Abb. 9.3, Abb. 9.4) (Bosteels, 2015; Römer, 2009). Operationstech-
nisch schwierige Situationen bestehen bei großen, multiplen oder Grad-2-Myomen. Es
ist bei Fertilitätspatientinnen auf ein endometriumschonendes Vorgehen zu achten,
insbesondere, wenn multiple Myome vorliegen. Eine besonders ungünstige Situation
bezüglich der Gefahr von postoperativ entstehenden intrauterinen Adhäsionen besteht, wenn gegenüberliegende Myome (Vorder- und Hinterwand) vorliegen. Nach
Myomresektionen beträgt die Inzidenz von intrauterinen Adhäsionen ca. 10,6 %
(Cambaderro, 2012). In diesen besonderen Situationen ist gegebenenfalls auch eine
postoperative intrauterine Adhäsionsprophylaxe einzusetzen. Eine Kombination von
der Insertion eines Cu-IUD (für 3 Monate) und der intrauterinen Applikation von Hya-
luronsäure (5 ml Hyalobarrier-Gel®) hat sich bewährt. Dies kann gegebenenfalls auch
in Kombination mit einer postoperativen Östrogenisierung erfolgen, um die Endometriumproliferation anzuregen (Römer, 2009). Während bei Grad-0-Myomen die Resektion meist problemlos gelingt, ist bei Grad-2-Myomen, d. h. submukösen Myomen
mit einem überwiegend intramuralen Anteil, häufig eine Vorbehandlung indiziert
und optimiert die Operationsbedingungen besonders bei Kinderwunschpatientinnen
(Bosteels, 2015; Shokeh, 2005). Die hysteroskopische Operation tiefsitzender und/
oder größerer Myome sollte in einem Zentrum mit einer entsprechenden Expertise
auf dem Gebiet der Hysteroskopie durchgeführt werden, da hier die Komplikationsrate (Perforationsgefahr, Overloadingsyndrom) hoch ist (Abb. 9.1) (Römer, 2009). Ein
sonographischer Sicherheitsabstand zwischen Myomkapsel und Serosa von 5 (besser
8) mm ist erforderlich (Römer, 2009). Bei multiplen, großen oder intramuralen Myo-

https://doi.org/10.1515/9783110549690-009

men muss in ca. 20 % der Fälle auch ein zweizeitiges Vorgehen erfolgen (Tab. 9.1). Die Fertilität nach hysteroskopischen Myomresektionen wird verbessert und vor allem die Abortrate deutlich reduziert (Bosteels, 2015; Shokeir, 2015) (Tab. 9.2). Grenzen der hysteroskopischen Myomresektion bestehen bei multiplen Myomen (Endometrium-defekte) (Abb. 9.5) oder transmuralen Myomen, wobei dann ein laparoskopischer Zugang gewählt werden muss.

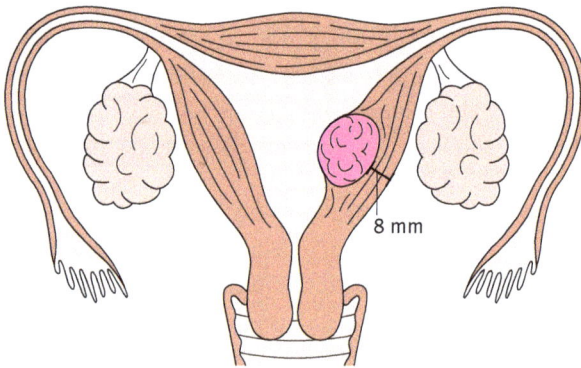

8 mm

Abb. 9.1: FIGO-2-Myom-Si-cherheitsabstand für hystero-skopische Resektionen. Myom-kapsel–Serosa: 8 mm (aus Rö-mer: Operative Hysteroskopie, FATB; De Gruyter 2009).

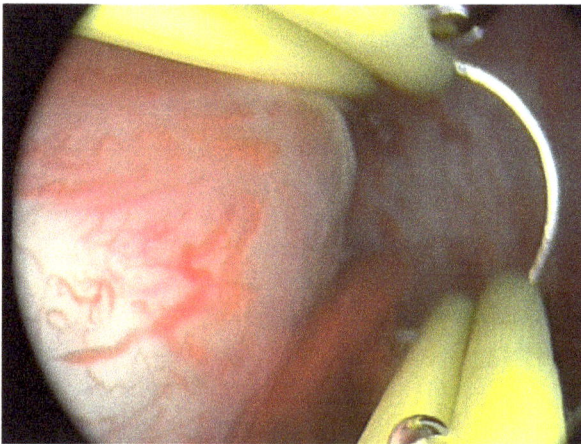

Abb. 9.2: Hysteroskopiebe-fund: bipolare hysterosko-pische Myomresektion (aus Rö-mer: Operative Hysteroskopie, FATB; De Gruyter 2009).

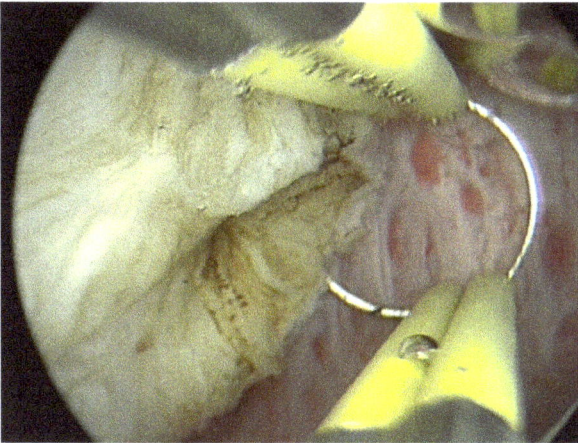

Abb. 9.3: Hysteroskopiebefund: bipolare hysteroskopische Myomresektion (aus Römer: Operative Hysteroskopie, FATB; De Gruyter 2009).

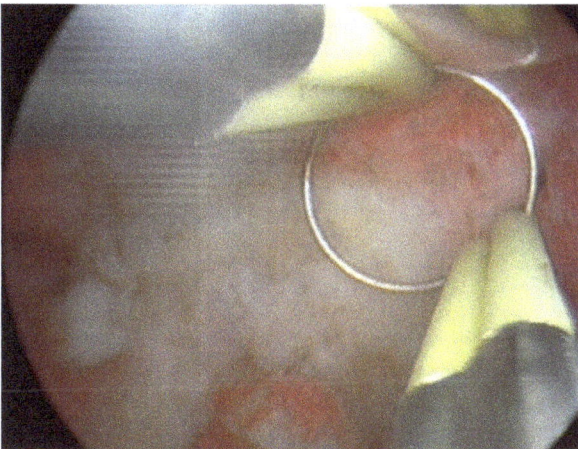

Abb. 9.4: Endsitus nach bipolarer Myomresektion (aus Römer: Operative Hysteroskopie, FATB; De Gruyter 2009).

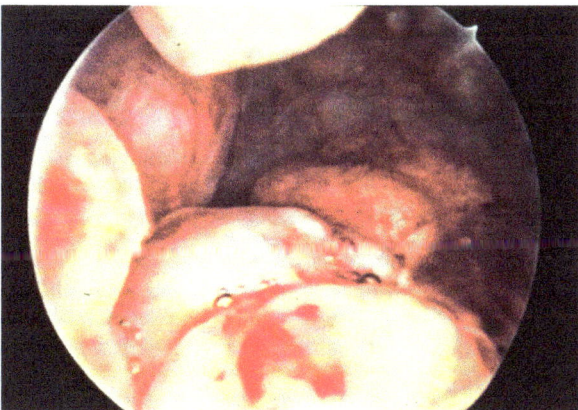

Abb. 9.5: Hysteroskopiebefund: multiple submuköse (15) Myome bei einer Kinderwunschpatientin.

Tab. 9.1: Ergebnisse von 520 hysteroskopischen Myomresektionen, EVK-Weyertal 2005–2014, in Abhängigkeit von der Myomgröße, -lage und -anzahl.

	n	einzeitige Resektion	
		n	%
Myom > 3 cm Durchmesser	60	49	81,7 %
Myome FIGO 2	47	39	83,0 %
multiple Myome (n > 3)	32	23	71,9 %
Vergleich FIGO 0/< 3 cm	83	82	98,8 %

Tab. 9.2: Lebendgeburt- und Abortrate vor und nach hysteroskopischer Myomresektion (Shokeir, 2015).

	vorher	nachher
Lebendgeburten	3,8 %	63,2 %
Abortrate	61,6 %	26,3 %

Merke: Die hysteroskopische Myomresektion ist die Therapie der Wahl bei submukösen Myomen FIGO 0 und FIGO 1.

9.1.2 Laparoskopie

Bei intramuralen und subserösen Myomen sind laparoskopische Operationen zu bevorzugen. Dies gelingt heute in den meisten Fällen selbst bei Vorliegen von mehreren Myomen. Eine Eröffnung des Cavum uteri sollte aber unter dem Aspekt einer nachfolgenden Schwangerschaft möglichst vermieden werden. Wichtig ist eine gewebeschonende Operation, d. h. das Vermeiden von ausgedehnteren Koagulationszonen, um Nekrosen im Operationsgebiet zu vermeiden, die bei späteren Schwangerschaften zu Komplikationen führen können. Vor allem ist auch auf eine suffiziente Nahttechnik, insbesondere bei Kinderwunschpatientinnen zu achten, um die Gefahr von nachfolgenden Uterusrupturen gering zu halten. Die laparoskopische Naht muss besonders bei Kinderwunschpatientinnen die gleiche Qualität wie Uterusnähte bei Laparotomien besitzen, um kein erhöhtes Uterusrupturrisiko in nachfolgenden Graviditäten zu haben. Auch wenn große randomisierte Studien fehlen, verbessert die laparoskopische Myomenukleation oft die Fertilität (Tian, 2017). Die laparoskopische Myomenukleation reduziert im Vergleich zur Laparotomie den postoperativen Schmerz und Fieber und ist mit einem kürzeren stationären Aufenthalt verbunden. Bezüglich des

Rezidivrisikos bestehen allerdings keine evidenten Unterschiede (Bhave Chittawar, 2014).

> **Merke:** Laparoskopische Myomenukleationen bei Kinderwunschpatientinnen sollten von endoskopisch versierten Operateuren erfolgen.

9.1.3 Laparotomie

In seltenen Fällen ist auch bei organerhaltenden Myomoperationen eine Laparotomie erforderlich. Dies betrifft vor allem Patientinnen mit extrem großen Myomen und notwendiger größerer Eröffnung des Cavum uteri oder Patientinnen mit multiplen Myomen („Kartoffelsackuterus"), um vor allem eine adäquate Uterusrekonstruktion zu ermöglichen. Diese Operationen sollten unter mikrochirurgischen Kautelen erfolgen, um eine optimale Rekonstruktion des Uterus zu ermöglichen und intrauterine als auch peritoneale Adhäsionen zu vermeiden (Abb. 9.6, Abb. 9.7, Abb. 9.8, Abb. 9.9, Abb. 9.10). Bei größeren Defekten kann durch spezielle Techniken (z. B. einer Osada-Plastik) eine gute Uterusrekonstruktion erreicht werden (Osada, 2011). Ein weiterer Vorteil der Laparotomie ist auch, dass weitere kleinere Myome palpatorisch intraoperativ erfasst und somit ebenfalls entfernt werden können. Dieses direkte manuelle Abtasten des Uterus ist bei der Laparoskopie nicht möglich. Besonders ungünstige Fälle sind Patientinnen mit multiplen Myomen (Leiomyomatosis). Im dargestellten seltenen Fall wurden sogar 75 Myome entfernt (Abb. 9.11, Abb. 9.12). Die Patientin konnte jedoch trotzdem 1 Jahr später in der 33. Schwangerschaftswoche per Sektio entbinden.

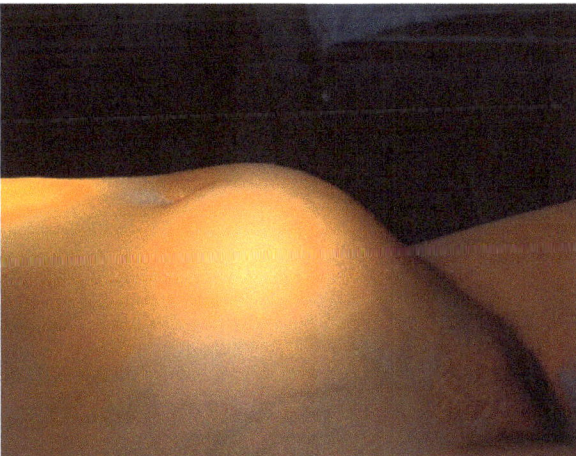

Abb. 9.6: Abdominalbefund bei großem Uterus myomatosus.

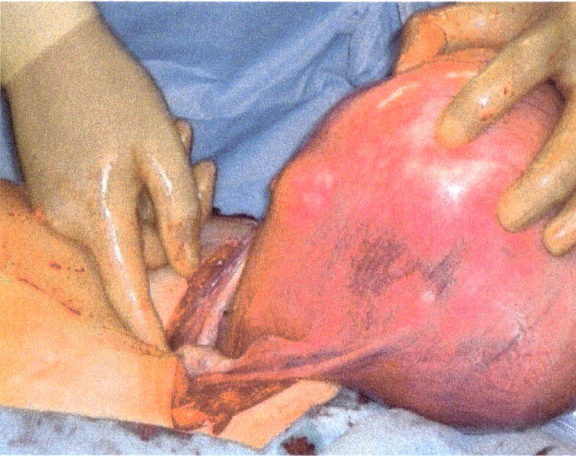

Abb. 9.7: Laparotomiebefund: Uterus myomatosus.

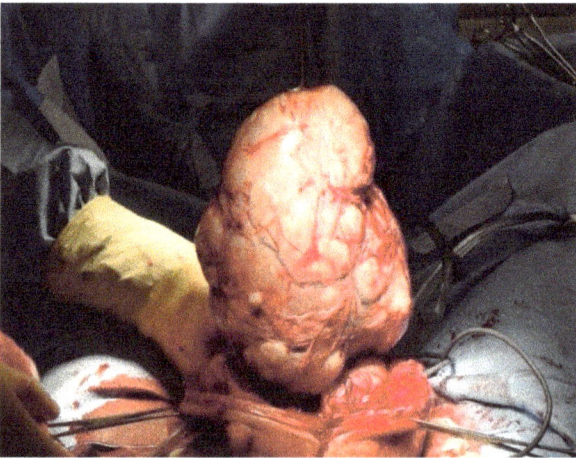

Abb. 9.8: Laparotomie: Myomenukleation.

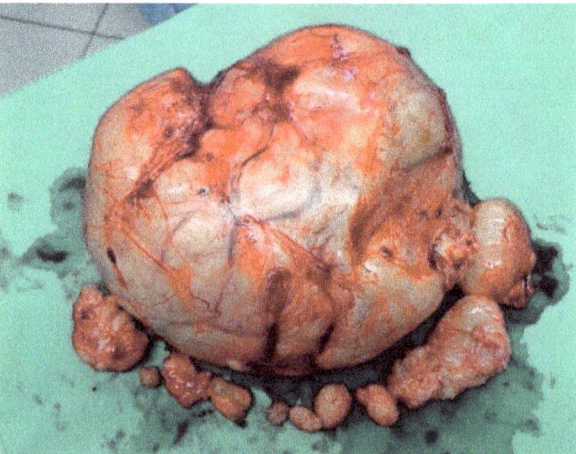

Abb. 9.9: Makroskopiebefund: multiple Myome.

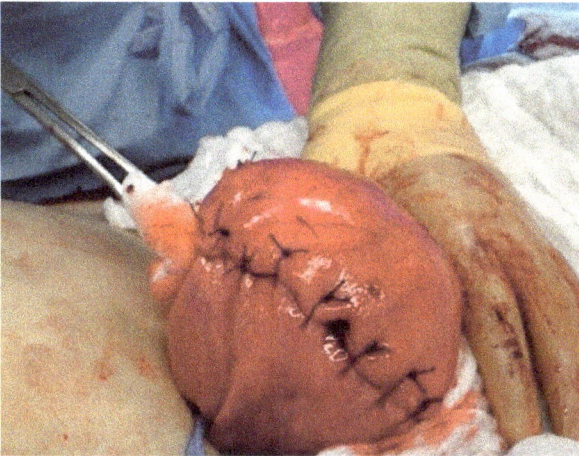

Abb. 9.10: Osada-Plastik zur Uterusrekonstruktion nach Myomenukleation (Osada, 2011).

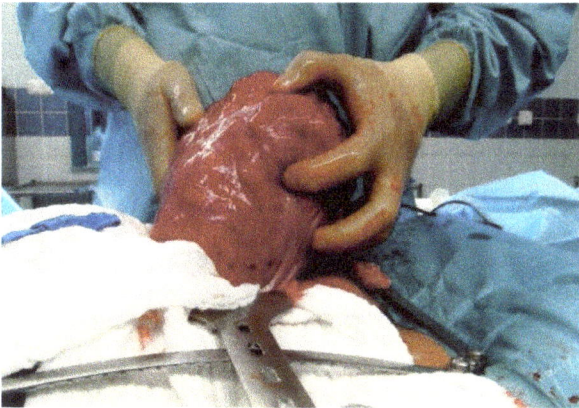

Abb. 9.11: Intraoperativer Situs bei großem Kartoffel-sackuterus.

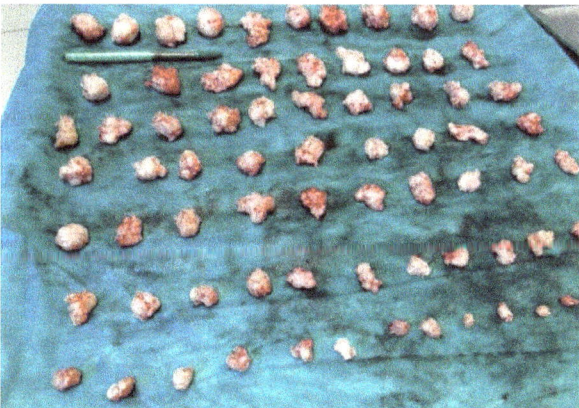

Abb. 9.12: Makroskopie-befund der 75 enukleierten Myome.

> ❗ **Merke:** Ein Uteruserhalt ist auch bei multiplen Myomen technisch möglich.

9.2 Hysterektomie

Auch bei der Hysterektomie haben minimal-invasive Methoden Einzug gehalten. Abdominale Hysterektomien sind nur noch sehr selten notwendig. Optimalerweise sollen diese heute bei weniger als 5 % der Patientinnen mit benigner Indikation durchgeführt werden. Die einzelnen Methoden der Hysterektomie bieten verschiedene Vorteile. Eine ausführliche Darstellung findet sich in den S3-Leitlinien Hysterektomie (DGGG, 2015), wobei die Vorteile der vaginalen Hysterektomie auch in den Leitlinien explizit herausgestellt werden (Neis, 2016). Gerade beim Uterus myomatosus werden jedoch auch sehr häufig laparoskopisch suprazervikale Hysterektomien durchgeführt. Dies ist bei der Beachtung entsprechender Voraussetzungen und einer umfassenden Aufklärung der Patientin eine adäquate Therapie mit einem immer noch niedrigeren Risikoprofil im Vergleich zur totalen laparoskopischen Hysterektomie. Auch in den S3-Leitlinien wird noch einmal eindeutig herausgestellt, dass bei einer bestehenden Anämie vor einer Hysterektomie eine präoperative Therapie notwendig ist. Dies schließt neben der Eisensubstitution vor allem auch die präoperative Applikation von UPA oder GnRH-Analoga ein (Neis, 2016). Insbesondere bei einer Patientin mit einer sekundären Anämie ist dies aus forensischen Gründen auch zwingend notwendig, um das intraoperative anästhesiologische und kardiovaskuläre Risiko zu senken und um Bluttransfusionen möglichst zu vermeiden.

Bei extrem großen Befunden bleibt oft nur die Möglichkeit der abdominalen Hysterektomie (Abb. 9.13).

> ❗ **Merke:** Vor Durchführung einer Hysterektomie sind der Patientin alle Alternativen exakt zu erläutern (Das Zweitmeinungsverfahren ist anzubieten!).

(a)

(b)

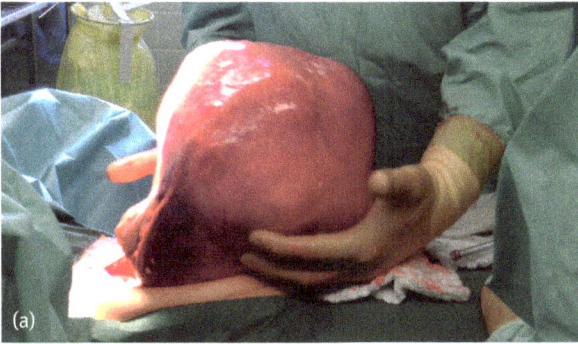

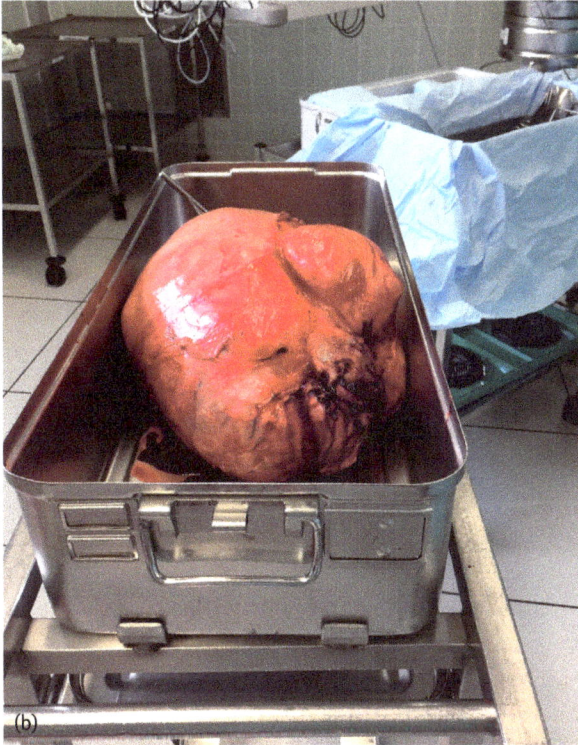

Abb. 9.13: Uterus myomatosus, 7.500 g

10 Radiologisch-interventionelle Therapien

Radiologisch-interventionelle Methoden haben sich als Alternativen zur Hysterektomie inzwischen etabliert und wurden in die Leitlinien entsprechend inkludiert (Neis, 2016; DGGG, 2015). Bei Kinderwunschpatientinnen ist die Anwendung beider Verfahren, insbesondere der UAE, allerdings deutlich kritischer zu sehen.

10.1 Uterusarterienembolisation (UAE)

Die erste Publikation zur UAE erschien bereits 1995 (Ravina, 1995). Die Uterusarterienembolisation stellt eine organerhaltende Therapie dar, die jedoch auch zahlreiche Nachteile hat (Komplikationsrate, Ovarialinsuffizienz bis 5 %, Sekundäroperationsrate von ca. 20 %) (David, 2013). In einer 20-Jahre-Follow-up-Studie konnte bei ca. zwei Drittel der Patientinnen durch eine UAE die Hysterektomie vermieden werden (Abb. 10.1, Abb. 10.2, Abb. 10.3) (de Bruijn, 2016).

In einigen Zentren wird vor radiologisch-interventionellen Methoden eine Vorbehandlung mit UPA erfolgversprechend eingesetzt. Auch wenn die Datenlage hier noch unklar ist, kann dies in ausgewählten Situationen erfolgen, während eine GnRH-Analoga-Vorbehandlung 3 Monate vor einer UAE wegen möglicher Gefäßspasmen generell kontraindiziert ist (Kröncke, 2015). Relative anatomische Kontraindikationen sind FIGO-0- und FIGO-1-Myome, die hysteroskopisch abgetragen werden können, sowie isolierte gestielte subseröse Myome.

Die Myomembolisation stellt nur eine Ultima Ratio bei Kinderwunschpatientinnen dar, d. h. diese ist nach Möglichkeit nicht anzuwenden, da das Risiko einer vorzei-

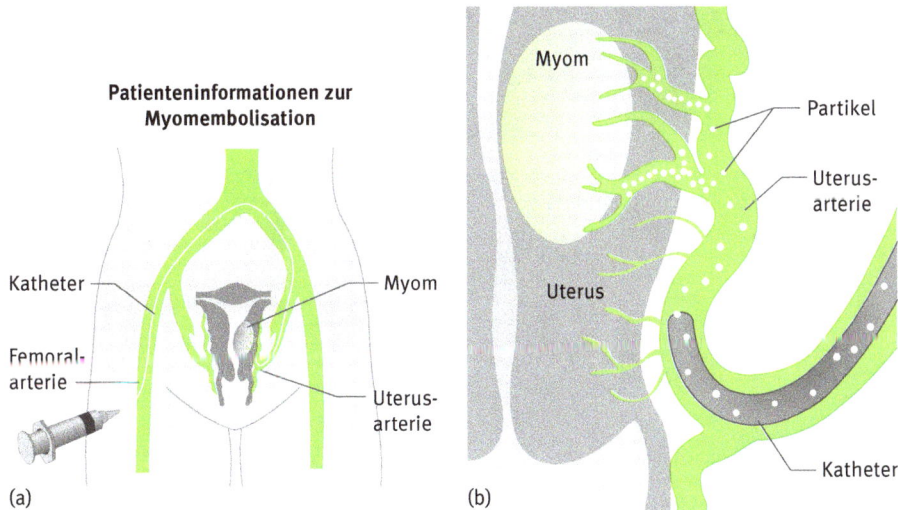

Abb. 10.1: Technik der Uterusembolisation.

https://doi.org/10.1515/9783110549690-010

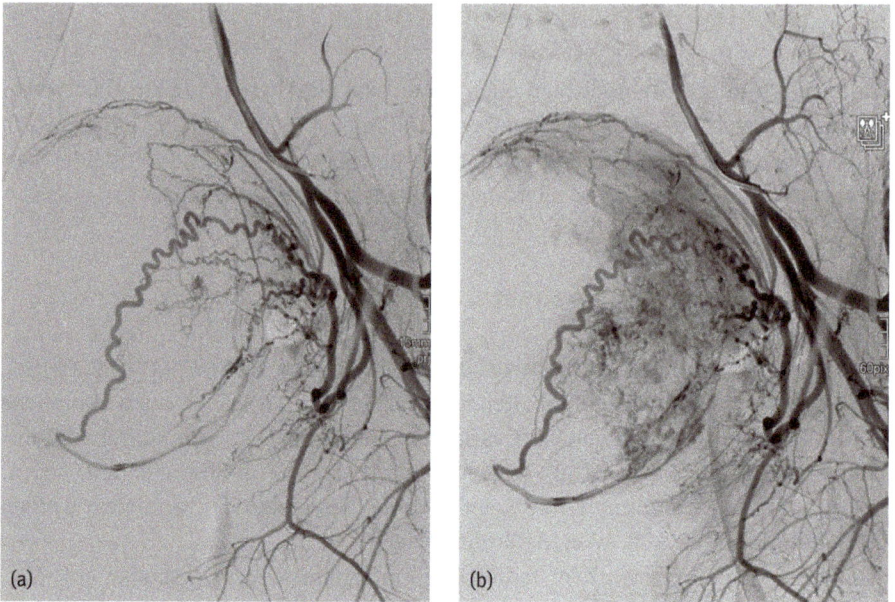

Abb. 10.2: Durchführung der Uterusembolisation (mit freundlicher Genehmigung von Dr. Püskens, Uniklinik Köln).

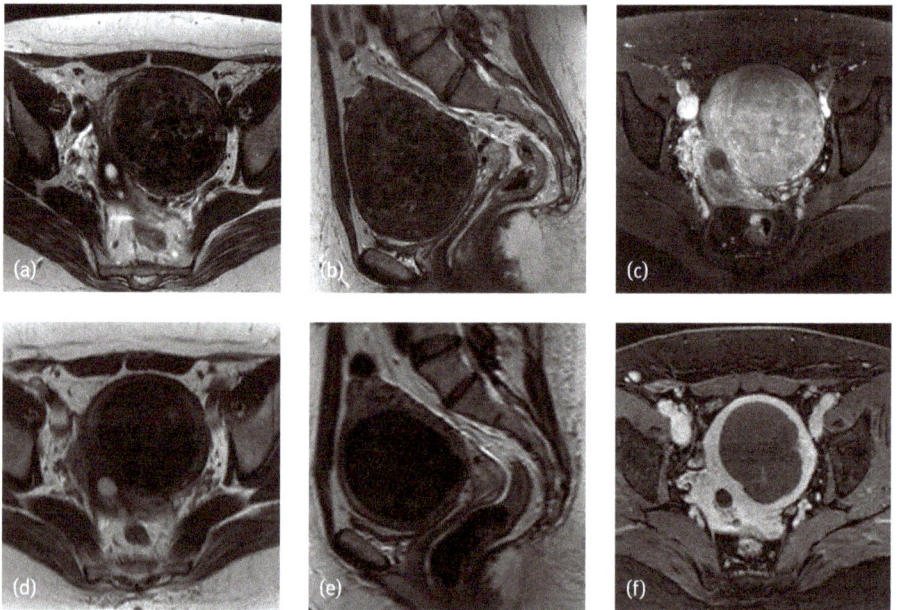

Abb. 10.3: Bildgebung MRT (14 Monate post UAE), (mit freundlicher Genehmigung von Dr. Püskens, Uniklinik Köln).

tigen Menopause besteht, bedingt durch eine Ovarialinsuffizienz. Diese kann bei bis zu 5 % der Patientinnen auftreten und vor allem bei älteren Altersgruppen (Kröncke, 2015). Dieser Effekt konnte auch im Vergleich zur laparoskopischen Myomenukleation anhand von AMH-Messungen gezeigt werden (Arthur, 2014). Eine Beobachtungsstudie zu ovariellen Reserven zeigte, dass eine UAE einen negativeren Effekt auf die Ovarreserve hat als eine Hysterektomie oder UPA-Behandlung (Czuczwar, 2018). Auch wenn Schwangerschaften nach einer Uterusarterienembolisation eintreten, ist mit einer höheren Anzahl von Komplikationen zu rechnen (David, 2015). Insofern stellt die Uterusarterienembolisation bei Patientinnen mit Kinderwunsch derzeit keine alternative Methode in der Praxis dar. Hierzu besteht ein Konsens zwischen den Gynäkologischen und Radiologischen Fachgesellschaften in Deutschland (Kröncke, 2015).

Auch die Daten zu den postoperativen Schmerzen nach UAE sind doch vergleichbar mit denen operativer Eingriffe, zumal diese heute meist endoskopisch durchgeführt werden. Das Postembolisationssyndrom, das bei bis zu 10 % der Patientinnen auftritt, geht mit Unterbauchschmerzen und teilweise auch mit Fieber einher. Dieses bedarf einer engmaschigen, intensiven Schmerztherapie, die zumeist einen 2-tägigen stationären Aufenthalt erforderlich macht (Tab. 10.3, Tab. 10.4). Schwerwiegende Komplikationen besonders in der Anfangszeit der Methode bis hin zu Uterusnekrosen und Labiennekrosen wurden beschrieben. Durch die weitere Etablierung der Methoden sind derartige schwerwiegende Komplikationen allerdings extrem selten (< 0,1 %). Probleme bei Kinderwunschpatientinnen nach Uterusarterienembolisation sind neben der Ovarialinsuffizienz auch die höhere Inzidenz von Plazentationsstörungen und eine höhere Inzidenz an postpartalen Blutungen.

Die Re-Interventionsrate nach UAE ist in den neuesten Studien höher als nach chirurgischen Interventionen und beträgt zwischen 15 und 32 % (OP im Vergleich ca. 7 %) (Gupta, 2014). In neueren Analysen werden diese Unterschiede nicht mehr so deutlich (Davis, 2018; Sandberg, 2018) (Tab. 10.1). Allerdings ist zu beachten, dass bei jüngeren Patientinnen die Re-Interventionsrate nach UAE deutlich höher ist (Scheurig-Muenkler, 2013). Patientinnen mit symptomatischem Zervixmyom profitieren von einer UAE, zumal das operative Risiko hier technisch bedingt erhöht ist (de Bruijn, 2018).

Die Komplikationsrate bei der UAE ist im Vergleich zu anderen Methoden höher, wobei es sich oft um geringfügigere Komplikationen handelt (Tab. 10.2).

Tab. 10.1: Re-Interventionsrate verschiedener Therapieverfahren nach 5 Jahren.

Studie	Davis 2018	Sandberg 2018
Patienten gesamt (n)	35631	17789
Re-Interventionsrate		
Myomenukleation gesamt	19 %	12,2 %
– abdominal	17 %	–
– hysteroskopisch	28 %	7 %
– laparoskopisch	20 %	–
Endometriumablation	33 %	–
UAE	24 %	14,4 %
HIFU	–	53,9 %

Tab. 10.2: Komplikationsraten der invasiven Myomtherapien (Havryliuk, 2017).

Variable	Myomektomie	UAE	MRg-Fus.	Hysterektomie
Komplikationsrate, % (95 % CI)				
Gesamt	7,9 (4,6–12,0)	16,8 (7,7–28,6)	6,0 (2,3–11,2)	4,1 (0,9–9,3)
– Major	3,5 (1,8–5,9)	2,7 (0,9–5,5)	1,3 (0,3–2,9)	2,1 (1,0–3,7)
– Minor	3,7 (1,6–6,7)	14,0 (6,7–23,3)	5 (1,9–9,7)	1,6 (0,02–6,8)
– Studien (n)	16	10	6	5
– Patienten (n)	3479	1154	298	439

Tab. 10.3: Nebenwirkungen, Risiken und Komplikationen der UAE (Toor, 2012).

Major-Komplikationen	2,9 %
Schmerzen/Postembolisationssyndrom	5–15 %
Amenorrhoe infolge Störung/Versagen der Ovarialfunktion	3,9 %
Angiographie-bezogene Komplikationen (z. B. Leistenhämatom)	2,9 %
vaginaler Abgang von Myommaterial	4,7 %
Hitzewallungen	
Infektionen, Endometritis/Myometritis	2,5 %
TVT, LE	0,2 %
Hysterektomierate aufgrund von Komplikationen	0,7–1,5 %
erneute Hospitalisation	2,7 %

Häufigste Nebenwirkungen der UAE.

transiente Amenorrhoe	5–10 %
permanente Amenorrhoe bei Frauen > 45 Jahre	7–14 %
permanente Amenorrhoe bei Frauen < 45 Jahre	0,3 %
Postembolisationssyndrom (Unterbauchschmerzen, Fieber, allgemeines Unwohlsein)	2–10 %
vaginaler Abgang von Myommaterial	2–5 %

In Einzelfällen kann auch eine unmittelbare präoperative UAE vor Myomenukleation bei großen und/oder multiplen Myomen die organerhaltenden Operationsmöglichkeiten verbessern (Schnapauff, 2018).

Merke: Eine UAE sollte bei Kinderwunschpatientinnen nur als Ultima Ratio zum Einsatz kommen. !

10.2 MRgFUS- oder ultraschallgesteuerter hochfokussierter Ultraschall (HIFU, USgHIFU)

Bei dieser Methode, die nur für Patientinnen mit ausgewählten Myomen in Frage kommt, wird das Myomvolumen reduziert (Rabe, 2012). Die Datenlage ist relativ heterogen, insbesondere was nachfolgende Schwangerschaftsverläufe betrifft. Insofern bedarf diese Methode noch einer weiteren Evaluation insbesondere für Kinderwunschpatientinnen unter dem Aspekt einer nachfolgenden Schwangerschaft. Im Gegensatz zur UAE besteht das Risiko einer durch die Methode induzierten vorzeitigen Ovarialinsuffizienz allerdings nicht.

Das MRgFUS oder USgHIFU ist eine organerhaltende, nichtinvasive Methode und kann ambulant durchgeführt werden.

Durch intensiven Ultraschall wird punktgenau das Myom auf 60–80 °C erhitzt und eingeschmolzen. Die Überwachung erfolgt mittels MRT (Kernspintomographie) (Abb. 10.4, Abb. 10.5). Eine vollständige Rückbildung des Myoms ist eher nicht zu erwarten und auch nicht Ziel der Behandlung (Abb. 10.6, Abb. 10.7). Durch die Myomschrumpfung kommt es zur Beseitigung der myombedingten Beschwerden.

Eine notwendige Voraussetzung ist ein Uterus myomatosus, bei dem die anatomische Lage der Myome einen sicheren Zugang für den MRgFUS oder USgHIFU ermöglicht. So sind z. B. Patientinnen mit Narben durch Voroperationen nicht geeignet. Besondere Vorteile der Methoden wurden kürzlich bei Patientinnen mit multiplen Myomen gezeigt (He, 2018).

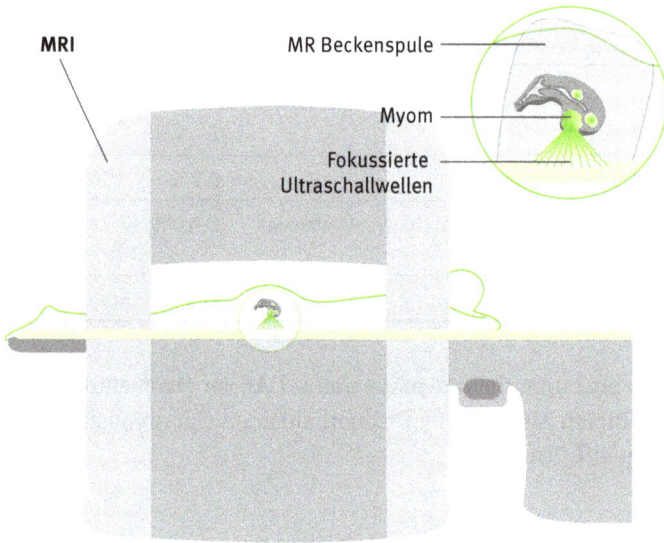

Abb. 10.4: MR-HIFU Therapie bei Uterusmyomen: Prinzip. Zieltemperatur: 60–70 °C, > Koagulations-nekrose; Echtzeit-Temperaturmessung; Parameteranpassung (z. B. Energie, Dauer); Lokalisation anatomischer Strukturen; Ablationszeit; Kühlung *(cooling time)* (mit freundlicher Genehmigung von Dr. Püskens, Radiologie, Universitätsklinik Köln).

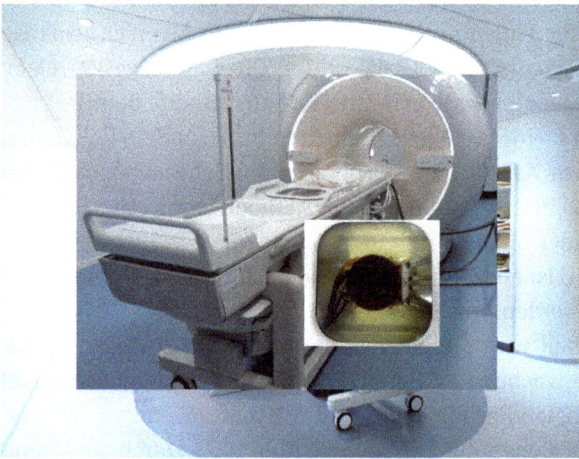

Abb. 10.5: Sonalleve MR-HIFU (mit freundlicher Genehmigung von Dr. Püskens, Radiologie, Universitätsklinik Köln).

Bei der Auswahl der Patientinnen für die hochfrequente Ultraschalltherapie gibt es doch relativ viele Kontraindikationen, so dass nur eine kleine Zahl von Patientinnen mit Myomen in Frage kommt (ca. 10 %) (Tab. 10.5). Der Vorteil gegenüber der UAE ist, dass es hier zu keiner Ovarialinsuffizienz kommt, so dass auch bei Kinderwunschpatientinnen trotz fehlender Datenlage dies die zumindest zu bevorzugende radiologisch-interventionelle Methode ist. Die Erfolgsrate der HIFU-Behandlung ist

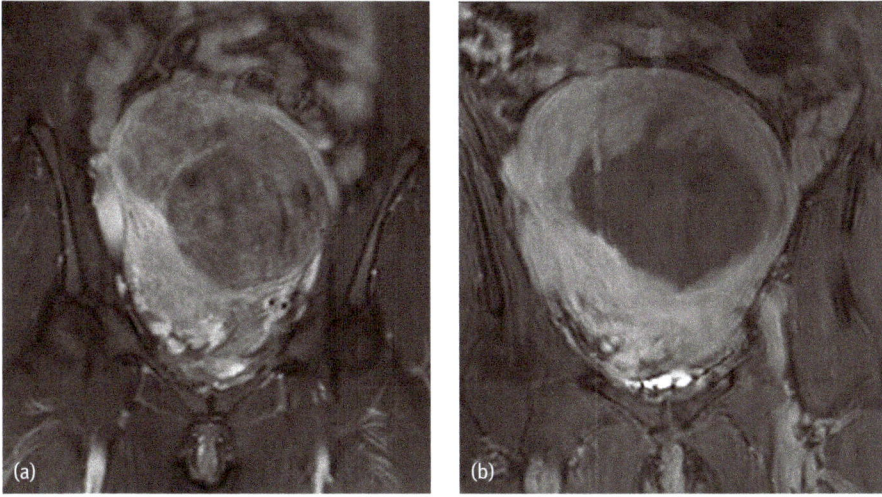

Abb. 10.6: Beurteilung des Therapieerfolgs: *non perfused volume (NPV)*. NPV-Ziel: > 50 % (korreliert mit Besserung der klinischen Symptomatik; (a) prätherapeutisch, (b) unmittelbar posttherapeutisch (mit freundlicher Genehmigung von Dr. Püskens, Radiologie, Universitätsklinik Köln).

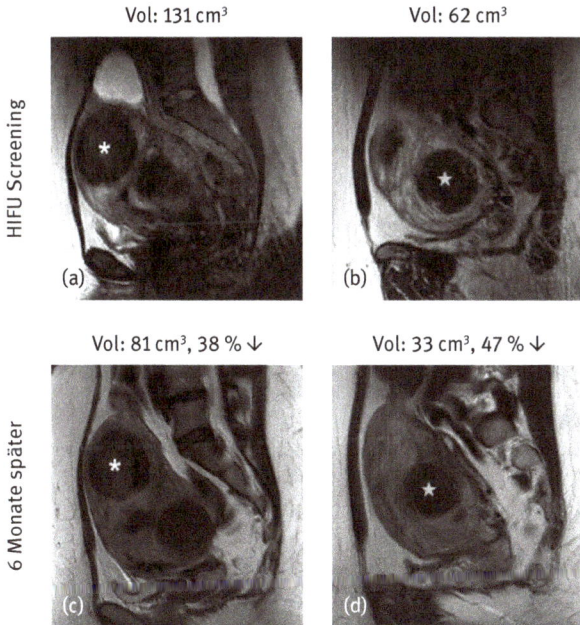

Abb. 10.7: Follow-up 6 Monate nach HIFU-Therapie (mit freundlicher Genehmigung von Dr. Püskens, Radiologie, Universitätsklinik Köln).

abhängig von Lage, Größe und Signalintensität der Myome (Mindjuk, 2015). Nachteile sind allerdings auch hier die fehlende Histologie und eine doch relative lange Dauer der Prozedur. Die Patientin muss teilweise bis zu 4 Stunden fix im Gerät liegen. Da die Myome erhalten bleiben, ist mit potenziellen Komplikationen in der Schwangerschaft je nach Größe und Lage der Myome zu rechnen. Bei den nachfolgenden Schwangerschaften zeigten sich bisher keine negativen Effekte (Bohlmann, 2014; Zou, 2017). Des Weiteren erfolgt in Deutschland derzeit eine Kostenübernahme durch die Krankenkassen nur in ausgewählten Fällen. Nach der HIFU-Behandlung kommt es zu einer signifikanten Reduktion des Myomvolumens und zur Besserung der Symptomatik (Peregrino, 2017; Ji, 2017; Kröncke, 2015). Die Re-Interventionsrate ist jedoch hoch und kann bis zu 50 % betragen (Sandberg, 2018). In einer aktuellen großen chinesischen Studie (2.411 Patientinnen) konnte bei der HIFU-Therapie eine geringere Morbidität im Vergleich zu operativen Methoden gezeigt werden (Chen, 2018). In einer Metaanalyse mit ca. 2.500 Patientinnen konnte eine signifikante Verbesserung der Lebensqualität durch eine MRgFUS-Behandlung gezeigt werden (Gizzo, 2014).

Tab. 10.5: Auswahl der Patientinnen und Kontraindikationen.

Auswahlkriterien	– Alter > 18 Jahre – prämenopausaler Status und in Ausnahmefällen postmenopausal – Wunsch nach Fertilitätserhalt – symptomatisches Myom – Größe des Myoms zwischen 5 und 12 cm – keine abdominalen Narben – ca. 10–20 % der Patientinnen in der Zielgruppe
Kontraindikation absolut	– V. a. Malignom – Schwangerschaft – akuter entzündlicher Prozess – subserös-gestielte Myome – kein ausreichendes Schallfenster zur Behandlung erreichbar (z. B. Darmüberlagerungen)
Kontraindikation relativ	– Uterus myomatosus mit mehr als fünf Myomen (relativ, Einzelfallentscheidung) – Uterusmyome mit einem Durchmesser über 10 cm (relativ, Einzelfallentscheidung) – große Narben im Schallfenster (relativ) – Myomlage in der Hinterwand bzw. nahe am Os sacrum (relativ) – allgemeine Kontraindikationen gegenüber MR-Kontrastmitteln (relativ) – relative und absolute MRT-Kontraindikationen

Merke: Eine HIFU-Therapie ist nur bei ausgewählten Myomen erfolgversprechend möglich.

11 Neue Therapieverfahren (intrauterine ultraschall-gesteuerte Hochfrequenzablation – SONATA®)

Problematisch für die operative Therapie sind FIGO-2- und -3-Myome, d. h. submukös-intramural gelegene Myome. Diese sind hysteroskopisch sehr schwierig zu operieren bzw. teilweise bei FIGO-3-Myomen nur partiell operabel, da sie hysteroskopisch schwer darstellbar sind. Wenn man diese Myome allerdings laparoskopisch operiert, kommt es in jedem Fall zu einer Kontinuitätsstörung des Myometriums und meist zu einer Cavumeröffnung. Insofern ist eine schonendere Therapie von FIGO-2- und -3-Myomen wünschenswert. Hierzu wurde die intrauterine ultraschallgesteuerte Hochfrequenzablatio entwickelt, die eine transzervikale minimal-invasive Applikation möglich macht und bei einer kurzen Eingriffsdauer durch den Gynäkologen erfolgen kann (Toub, 2017). Das System vereint eine wiederverwendbare, integrierte Ultraschallsonde zur intrauterin-sonographischen Darstellung der Zielmyome mit einem Bündel von acht Elektroden zur Radiofrequenzablation der Befunde (Abb. 11.1, Abb. 11.2, Abb. 11.3). Eine graphische Steuerungssoftware (SMARTGuide®) er-

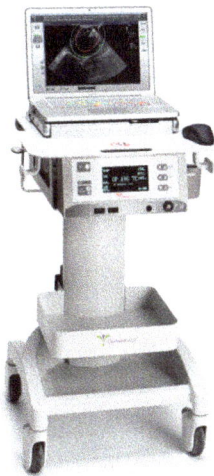

Abb. 11.1: Intrauterin ultraschallgeführte (IUUS) Hochfrequenzablation submuköser, intramuraler und transmuraler Myome mit SONATA®.

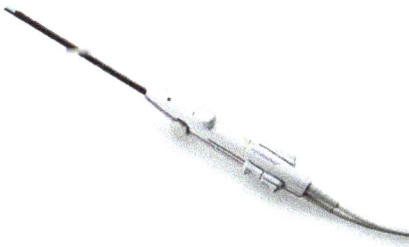

Abb. 11.2: SONATA®-Instrument: kombinierte volumetrische ultraschallgeführte Radiofrequenzablation.

https://doi.org/10.1515/9783110549690-011

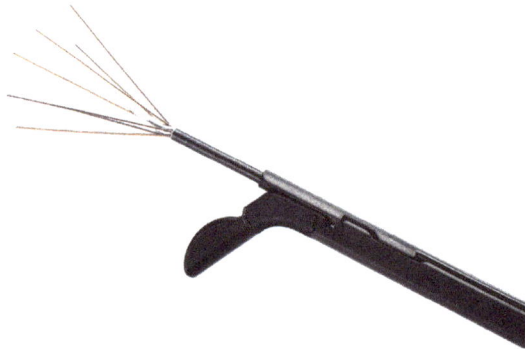

Abb. 11.3: SONATA®-Instrument: stufenlose Radiofrequenzablation, 8 mm Durchmesser, Ultraschallsonde 3 mm/90°/12 cm Tiefe.

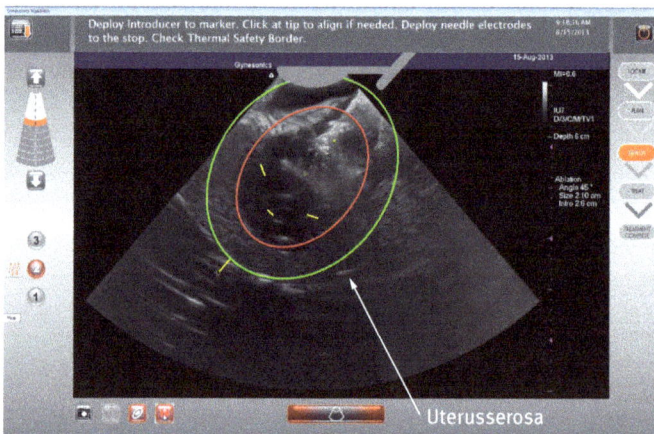

Abb. 11.4: SONATA®-Graphische Navigation; ermöglicht exakte Bestimmung der Ablationszone. Rot: Ablationszone, grün: Sicherheitszone, kein thermischer Effekt außerhalb dieser Grenze.

möglicht eine exakte Bestimmung der volumetrischen Ablationszone, die unter Echtzeit-Ultraschalldarstellung während der Prozedur kontinuierlich kontrollierbar bleibt (Abb. 11.4). Der ausschließlich transzervikale, „schnittfreie" Zugang gewährleistet die Möglichkeit der Therapie auch intramural gelegener Myome ohne die Notwendigkeit eines transabdominalen Eingriffs. Die Prozedur kann sowohl in Allgemeinanästhesie als auch in Regionalanästhesie oder unter Sedierung vorgenommen werden.

Das System hat einen Durchmesser von 8,3 mm und wird nach Dilatation der Zervix bis Hegar 8 transzervikal eingebracht. Anschließend erfolgt die intrauterinsonographische Darstellung des Zielmyoms. Mittels der im Instrument integrierten Steuerelemente wird die Ablationszone durch den Operateur unter fortgesetzter sonographischer Kontrolle und Beachtung der Befundgröße sowie der Organgrenzen im Myom kongruent ausgerichtet. Eine zu allen Seiten hin durchgeführte Sicherheitskontrolle gewährleistet die Beschränkung der Ablation auf das Myom, die Schonung des umgebenden Myometriums und des ggf. angrenzenden Endometriums sowie der Nachbarorgane. Die zur Ablation erforderliche Radiofrequenzenergie und die Ablationsdauer werden durch die Steuerungssoftware determiniert. Nach Fixierung des zu abladierenden Myoms mit einem zentralen Dorn *(Introducer)* werden die Elektroden in den Befund eingebracht (Abb. 11.4). Die Eindringtiefe der Elektroden wird nach Maßgabe der Ablationszone ebenfalls durch die Steuerungssoftware bestimmt. Nach einer erneuten Sicherheitsprüfung und Auslösung des automatisierten Ablationsvorgangs durch den Operateur erfolgt die thermische Koagulation des Myoms. Mit einer Leistung bis 150 Watt wird an den Elektrodenspitzen eine Temperatur bis 105 °C erzeugt, die in Abhängigkeit von der Myomgröße über einen Zeitraum von bis zu 7 Minuten appliziert wird. Nach Extraktion des Instruments verbleibt das koagulierte Myom *in situ* (Abb. 11.5, Abb. 11.6).

In einer größeren Studie, FAST-EU-Study, konnte gezeigt werden, dass es zu einer Reduktion des perfundierenden Volumens der Myome um 68 % kommt und eine Reduktion des Volumens der Myome um 53 %. Dieser Effekt bestand bei einer längeren Beobachtungsdauer von 12 Monaten (Brölmann, 2016). Nur in 8 % war eine Re-Intervention nötig (Brölmann, 2016). Eigene Ergebnisse zeigten bei 77 Patientinnen mit FIGO-2- bis -4-Myomen, einem Altersdurchschnitt von 33–51 Jahren und einer Myomgröße von 13–80 mm eine sehr gute Erfolgsrate. Die Ablationsdauer betrug größenabhängig zwischen 2 und 7 Minuten und die Ablationszonen zwischen 63 und 100 %. Intraoperative Komplikationen traten keine auf. Dabei konnte bei 94 % der Patienten eine Symptomverbesserung erzielt werden. 57 % der Patientinnen wurden kom-

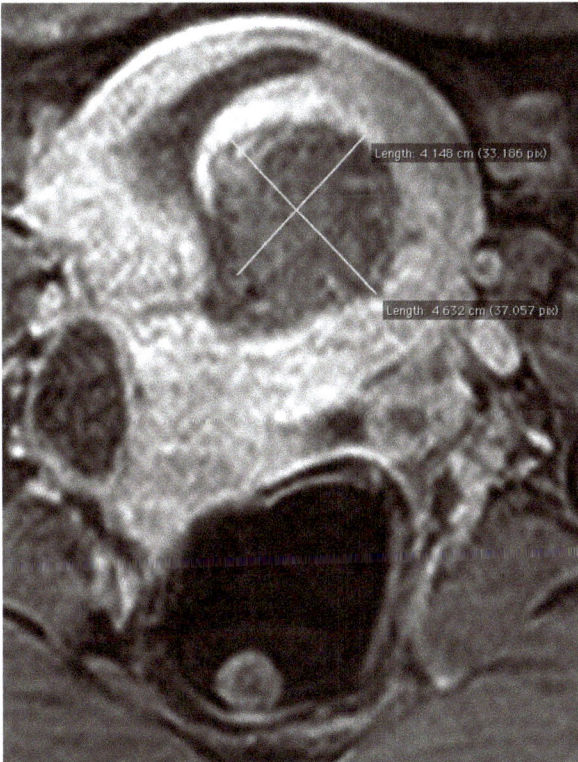

Abb. 11.5: Transmurales Myom 6,2 cm: MRT nach Ablation.

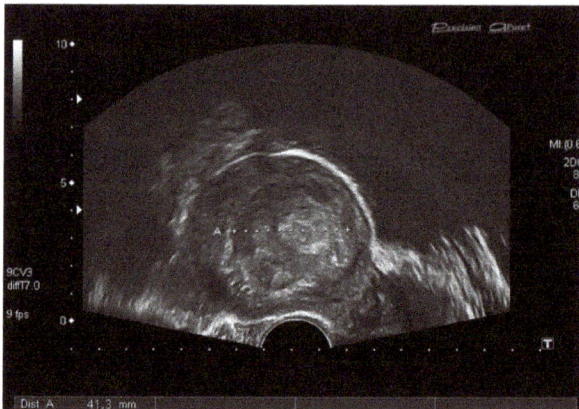

plett symptomfrei. Der primäre Einsatz bei Kinderwunschpatientinnen wird derzeit nicht empfohlen, ist aber als Off-Label-Use möglich. Kürzlich wurde aber über die erste Spontanschwangerschaft nach einer SONATA®-Behandlung berichtet (Bends, 2018). Die Methode, die derzeit in weiteren Zentren und auch verschiedenen Studien angewendet wird, stellt eine Bereicherung der Therapie für die schwierige Situation von FIGO-2- und -3-Myomen dar. Auch bei weiteren Lokalisationen (FIGO 4–6) wurden bereits erfolgreiche Therapien durchgeführt (Toub, 2017). Nur FIGO-0- und -7-Myome dürften für diese Methode nicht geeignet sein. In einer weiteren Studie wird derzeit mit Second-look-Hysteroskopien nach der SONATA®-Behandlung untersucht, inwieweit die Inzidenz von Adhäsionen, die ja per se bei einer hysteroskopischen Myomresektion in dieser Gruppe besonders hoch ist, gesenkt oder sogar vermieden werden kann. Dies dürfte langfristig ein weiterer Vorteil der Methode sein. Die Zufriedenheitsrate der Patientinnen wird in Studien mit bis zu 97 % angegeben (Toub, 2017).

Die Komplikationsraten der Methode sind gering. Über Einzelfälle von einem Myom *in statu nascendi* nach SONATA®-Behandlung wurde berichtet (Bends, 2016).

! **Merke:** Die SONATA®-Behandlung stellt eine neue erfolgversprechende, komplikationsarme Therapie für ausgewählte Myome dar.

12 Allgemeine medikamentöse Therapieoptionen

Während bisher die operative Therapie die First-Line-Therapie von Myomen darstellte, werden insbesondere dem zunehmenden Wunsch der Patientinnen nach Organerhalt Rechnung tragend, häufiger medikamentöse Therapien eingesetzt (Römer, 2017). Diese unterscheiden sich in Bezug auf den Wirkansatz, ihre Effektivität sowie im Hinblick auf Nebenwirkungen. Ein Vergleich der derzeitig primär verwendeten medikamentösen Therapieoptionen zeigt erhebliche Unterschiede in Effektivität und Nebenwirkungen (Tab. 12.1).

Eine Wirkung am Endometrium haben alle medikamentösen Therapien, allerdings wirken nur GnRH-Analoga und UPA direkt am Myom (Tab. 12.2).

Tab. 12.1: Medikamentöse Therapiemöglichkeiten.

Medikament	Hauptvorteile	Hauptnachteile
Antifibrinolytika	nicht-invasiv Langzeittherapie	nur Einfluss auf die Blutungssymptome, reduziert nicht die Myomgröße
orale Kontrazeptiva	nicht-invasiv Langzeittherapie	oft wenig effektiv kein Einfluss auf die Myomgröße
Gestagene	nicht-invasiv Langzeittherapie	oft wenig effektiv kein Einfluss auf die Myomgröße
Levonorgestrel-IUS	wenige Nebeneffekte Langzeittherapie	oft wenig effektiv kein Einfluss auf die Myomgröße spontanes Ausstoßen des IUS
GnRH-Analoga	nicht-invasiv	klimakterische Beschwerden Knochenverlust begrenzt auf 3–6 Monate Anwendung schnelles Wiederwachsen der Myome nur indiziert für die präoperative Therapie

Tab. 12.2: Wirkungsmechanismen medikamentöser Therapien bei myombedingten Blutungsstörungen.

Wirkung am Endometrium	Wirkung am Myom	Wirkung am Uterus
– Suppression (Atrophisierung) – Reduktion des Blutflusses – Reduktion der lokalen Entzündungsreaktion	– Reduktion der Myomgröße (Distanz zum Cavum wird reduziert)	– Reduktion der Uteruskontraktilität – Reduktion der Uterusgröße

https://doi.org/10.1515/9783110549690-012

12.1 Tranexamsäure

Die Anwendung von Tranexamsäure dient lediglich der Behandlung der Blutungen. Das Antifibrinolytikum reduziert die lokale Enzymaktivität am Endometrium und führt zu einer etwa 50 %igen Reduktion der Blutungsstärke bei der idiopathischen Hypermenorrhoe (Römer, 2013). Dieser Effekt ist beim Uterus myomatosus gering, wenn die Blutungsstörungen durch die Myome bedingt sind. Ein direkter Effekt von Tranexamsäure auf die Myome ist nicht bekannt und zu erwarten. Tranexamsäure (Cyclokapron®) stellt damit meist nur einen kurzzeitigen Therapieversuch bei Blutungsstörungen dar.

! **Merke:** Tranexamsäure ist bei myombedingten Blutungsstörungen langfristig keine effektive Therapie.

12.2 Kombinierte orale Kontrazeptiva

Patientinnen, die kombinierte orale Kontrazeptiva (KOK) nehmen, haben ein geringeres Risiko, ein Myom zu entwickeln. Dies wurde in zahlreichen Studien belegt (Chiaffarino, 1999; Ross, 1986). Das Risiko wird mit der Dauer der Anwendung der KOK weiter reduziert (Tab. 4.1) (Chiaffarino, 1999; Ross, 1986).

Beim Uterus myomatosus werden KOK oft zur Behandlung der Blutungsstörungen eingesetzt. Hier hat sich die Anwendung im Langzyklus oder besser als Langzeiteinnahme bewährt (Göretzlehner, 2010a; Göretzlehner, 2010b; Römer, 2011). Damit können in vielen Fällen die Blutungsstörungen behandelt werden. Ein direkter Effekt auf die Myome ist nicht zu erwarten und nicht bekannt. Somit ist zu unterscheiden zwischen einer Prävention von Myomen durch die langjährige Anwendung von KOK einerseits und andererseits einer fehlenden Wirkung bezüglich der Therapie von Myomen. KOK im Langzyklus dienen somit der Behandlung von Blutungsstörungen und nicht der Behandlung der Myome (Tab. 4.1) (Ahrendt, 2013; Göretzlehner, 2010b; Römer, 2011). Bei Vorliegen von submukösen Myomen ist allerdings auch kaum ein Effekt von KOK auf die myombedingten Blutungsstörungen zu erwarten. Für die Anwendung von KOK existieren auch zahlreiche Kontraindikationen.

! **Merke:** Ein möglicher protektiver Effekt von KOK ist von der fehlenden therapeutischen Wirksamkeit einer medikamentösen Myomtherapie mit kausalem Wirkansatz zu unterscheiden.

12.3 Gestagene

Die meisten Gestagene wirken direkt am Endometrium und werden effektiv zur Therapie von funktionellen Blutungsstörungen eingesetzt (Römer, 2019). Es besteht aber kein relevanter direkter Effekt der Gestagene am Myom. So konnte gezeigt werden, dass in der Lutealphase oder unter der Behandlung von Medroxyprogesteronacetat die mitotische Aktivität in Leiomyomen ansteigt (Kawaguchi, 1989; Tittman, 1985). Progesteron unterdrückt die Apoptose und stimuliert die Proliferation der Myomzellen, während dagegen die Progesteronrezeptormodulatoren die Proliferation hemmen und die Apoptose induzieren (Sasaki, 2007). Dies ist in zahlreichen experimentellen Studien nachgewiesen worden. In klinischen Studien wurde auch eine mögliche Progression des Myomwachstums durch Progesteron und synthetische Gestagene berichtet (Nisolle, 1999; Yin, 2010). Somit sind Gestagene, sei es als zyklisch oder höher dosiert als kontinuierliche Gabe, zur Therapie der Blutungsstörungen geeignet, jedoch nicht zur Therapie der Myome. Im Gegenteil, bei einer längerfristigen, hoch dosierten Gabe von Gestagenen ist möglicherweise sogar eine Stimulation der Myomproliferation zu erwarten (Tab. 3.1).

Merke: Gestagene haben keinen direkten Effekt auf das Myomwachstum.

12.4 Levonorgestrel-IUS (Levosert®, Mirena®)

Ein relevanter Effekt der Levonorgestrel-Intrauterinsysteme (LNG-IUS) ist lediglich am Endometrium zu erwarten und stellt nur eine temporäre Behandlung von myombedingten Blutungsstörungen dar. Es gibt jedoch keinen direkten reduzierenden Effekt auf das Myomvolumen. LNG-IUS 52 mg sind eine erfolgreiche Therapie der idiopathischen Hypermenorrhoe (Römer, 2019). Dies gilt jedoch nicht für myombedingte Blutungsstörungen.

Beide LNG-IUS 52 mg (Levosert® als auch Mirena®) sind zur Therapie der idiopathischen Hypermenorrhoe zugelassen. Allerdings beziehen sich die Studien dazu auf Patientinnen mit Hypermenorrhoen ohne Myome. Ein submuköses Myom stellt auch eine Kontraindikation für die LNG-IUS-Insertion dar (Römer, 2009). Das gleiche gilt für cavumdeformierende intramurale Myome. Hier konnte nachgewiesen werden, dass sowohl die Expulsionsrate als auch die Rate an Blutungsanomalien höher ist und die Amenorrhoerate niedriger (Magalhaes, 2007; Zapata, 2010). Somit ist bei einem normalen Cavum und ausschließlich Blutungsstörungen bei einem Uterus myomatosus die Einlage eines LNG-IUS als Behandlungsversuch gerechtfertigt. Bestehen Cavumdeformationen oder weitere Beschwerden durch Myome, sind LNG-IUS 52mg nicht die 1. Wahl, da es einerseits zu einer erhöhten Expulsion kommen kann, andererseits die myomassoziierten Beschwerden, außer den Blutungsstörungen, nicht positiv beeinflusst werden (Tab. 12.3) (Zapata, 2010).

Tab. 12.3: LNG-IUS und Therapie der Menorrhagie (Magalhees, 2007).

	Idiopathische Menorrhagie	Menorrhagie durch Myome	Kontrazeption (Kontrollgruppe)
Patienten (n)	32	27	28
Uterusvolumen, cm³ (Reduktion)	36,6 (127 → 91)	63,6 (157 → 93)	2,9 (70 → 679
Leiomyomvolumen, cm³		5,2 (NS) (13 → 8)	
Amenorrhoerate (36 Monate) in %	53,4	44,0	57,1
Spottings in %	7,7	11	4

! **Merke:** Die Therapie mit einem LNG-IUS ist bei cavumdeformierenden Myomen kontraindiziert.

12.5 GnRH-Analoga

GnRH-Analoga werden in Deutschland zur Myomtherapie kaum eingesetzt, da diese für die Langzeittherapie bei symptomatischen Myomen aufgrund der Nebenwirkungen nur begrenzt anwendbar sind.

Durch das Flare-up-Phänomen kommt es zunächst zur Stimulation am Rezeptor, so dass initiale Blutungen sogar verstärkt auftreten können. Die Dauerstimulation führt dann zu einer Down-Regulation der hypophysären GnRH-Rezeptoren und die Östrogenspiegel sinken, so dass es nachfolgend zur Amenorrhoe kommt (Abb. 12.1).

GnRH-Analoga waren bis zur Zulassung von UPA das einzige zugelassene Medikament zur medikamentösen Therapie der Myome. In zahlreichen umfangreichen Studien wurde gezeigt, dass GnRH-Analoga signifikant die Größe von Myomen reduzieren und meist nach 1 Monat zur Blutungsfreiheit führen (Stovall, 1995). Die Anwendung von GnRH-Analoga erfolgte zumeist zur präoperativen Therapie. Die Anwendung ist allerdings auf einen Zeitraum von maximal 6 Monaten limitiert.

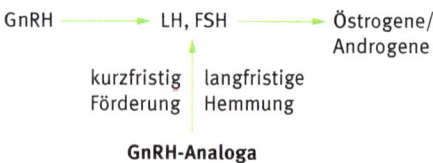

GnRH ⟶ LH, FSH ⟶ Östrogene/ Androgene

kurzfristig | langfristige
Förderung | Hemmung

GnRH-Analoga

Abb. 12.1: Kausale medikamentöse Therapie von Myomen mit GnRH-Analoga.

Die GnRH-Analoga führen zu einer Reduktion der Myomgröße um ca. 50 % (Tab. 12.4) (Göretzlehner, 2010a; Hornstein, 1998; Römer, 1998; Römer, 2009). Die Nebenwirkungen sind jedoch erheblich. Meist muss nach 2–3 Monaten eine Add-back-Therapie durchgeführt werden, um insbesondere Hitzewallungen zu vermeiden (Hornstein, 1998). Nachgewiesenermaßen führen jedoch GnRH-Analoga zu präoperativ besseren Ausgangsbedingungen bei zahlreichen Eingriffen (Göretzlehner, 2010b; Römer, 1998). Bisher wurden GnRH-Analoga meist zur präoperativen Behandlung besonders von sekundären Anämien eingesetzt, da durch die induzierte therapeutische Amenorrhoe ein schneller Anstieg des Hämoglobinwerts erreicht wird. Des Weiteren gibt es Vorteile bei der Anwendung von GnRH-Analoga vor endoskopischen Eingriffen, wobei sich dies hauptsächlich auf hysteroskopische Eingriffe bezieht (Römer, 1998; Römer, 2009). Es gilt hier die Empfehlung für die hysteroskopischen Eingriffe: Je tiefer intramural ein Myom sitzt und je größer es ist, desto eher ist eine präoperative Vorbehandlung sinnvoll (Tab. 12.5). Für laparoskopische Eingriffe wurde oft über erschwerte Präparationen der Myomkapsel nach GnRH-Analoga-Therapie berichtet. Dies konnte in der Studie von de Falco (2009) nicht mit wissenschaftlicher Evidenz belegt werden. GnRH-Analoga wurden außerhalb der präoperativen Anwendung nur sehr selten bei ausgewählten Indikationen eingesetzt. Bei Risikopatientinnen, insbesondere perimenopausal wurde auch in Einzelfällen eine medikamentöse Langzeittherapie durchgeführt, wobei dann die GnRH-Analoga mit einer Add-back-Therapie (z. B. mit Tibolon 2,5 mg täglich oder Raloxifen 60 mg täglich) ergänzt wurden, um den potenziellen Knochenmasseverlust zu vermindern (Palomba, 1998; Palomba, 2004). Die Therapie ist allerdings sehr kostenintensiv und wurde nur in Ausnahmefällen bei perimenopausalen Patientinnen mit Kontraindikationen für eine operative Therapie in Erwägung gezogen (Palomba, 1998; Palomba, 2004). Aufgrund der genannten Nebenwirkungen und der beschränkten Anwendbarkeit mit GnRH-Analoga wurde seit langem nach weiteren therapeutischen Ansätzen der medikamentösen Myomtherapie gesucht.

Tab. 12.4: Behandlung von Myomen mit GnRH-Analoga (Göretzlehner, 2010a).

GnRHa	n	Dosis	Dauer (Monate)	Reduktion der Myome
Buserelin	269	3 × 300 µg nasal bis 3 × 500 µg nasal + 200–500 µg s.c. täglich	3–6	44–70 %
Leuprorelin	188	3,75 mg i.m. 28 täglich	3–6	45–67 %
Goserelin	131	3,80 mg s.c. 28 täglich	3–6	40–58 %
Triptorelin	213	3,75 mg s.c. 28 täglich	3–6	26–90 %

Tab. 12.5: Empfehlung für die Vorbehandlung mit GnRH-Analoga vor einer Myomresektion (Römer, 2011).

Lokalisation	Durchmesser der Myome		
	< 3 cm	3–6 cm	> 6 cm
Grad 0	–	++	++
Grad 1 (< 50 % intramural)	–	++	+++
Grad 2 (>50 % intramural)	++	++	+++

Merke: GnRH-Analoga sind nur für die präoperative Therapie (max. 3 Monate) geeignet.

13 Zielgerichtete medikamentöse Therapie mit selektiven Progesteronrezeptormodulatoren (SPRM)

13.1 Übersicht über SPRM

Aufgrund des Einflusses von Progesteron auf die Proliferation von Myomen, wurden selektive Progesteronrezeptormodulatoren, wie Asoprisnil, Mifepriston, Telapriston, Onapriston und Ulipristal, untersucht, um zu prüfen ob sich diese für eine Myomtherapie eignen (Chwalisz, 2005; Spitz, 2003; Spitz, 2009; Xu, 2005). Studien mit Mifepriston, Asoprisnil und Telapriston zeigten vielversprechende Resultate (Abb. 13.1). Durch auftretende Nebenwirkungen in den Studien, insbesondere pathologische Endometriumveränderungen und erhöhte Lebertoxizität kam es zumeist nicht bis zu einer klinischen Anwendung und Zulassung (Chwalisz, 2005). Die meisten Studien existieren zur Anwendung von Mifepriston, wobei es in randomisierten Untersuchungen zu einer Reduktion der Blutungen, aber nicht des Myomvolumens kam (Tristan, 2012; Murji, 2017). Alle SPRM führten zu einer signifikanten Blutungsreduktion und einer Verbesserung der Lebensqualität im Vergleich zu Placebo (Murji, 2017). Im Vergleich zu GnRH-Analoga fanden sich bei einer Kurzzeittherapie meist keine relevanten Unterschiede.

Durch den unterschiedlichen Wirkmechanismus haben SPRM gegenüber GnRH-Analoga Vorteile durch geringere Nebenwirkungen und damit die Möglichkeit der Langzeitanwendung (Tab. 13.1).

Die Effektivität der SPRM unterscheidet sich durch ihre unterschiedliche Wirkung als Agonist oder Antagonist an den Progesteronrezeptoren (Abb. 13.1).

Tab. 13.1: Ansatzpunkte von medikamentösen Therapien mit kausalem Wirkansatz.

GnRHa	SPRM
– Blockade der hypothalamo-hypophysären Achse	– selektive Wirkung am Progesteronrezeptor
– Down-Regulation der Hormonsekretion	– unveränderte konstante Hormonsekretion
– „chemische Kastration" (reversibel, aber mit allen Nebenwirkungen)	– verminderte Nebenwirkungen im Vergleich zu GnRH-Analoga
	– Möglichkeit zur Langzeitanwendung gegeben

https://doi.org/10.1515/9783110549690-013

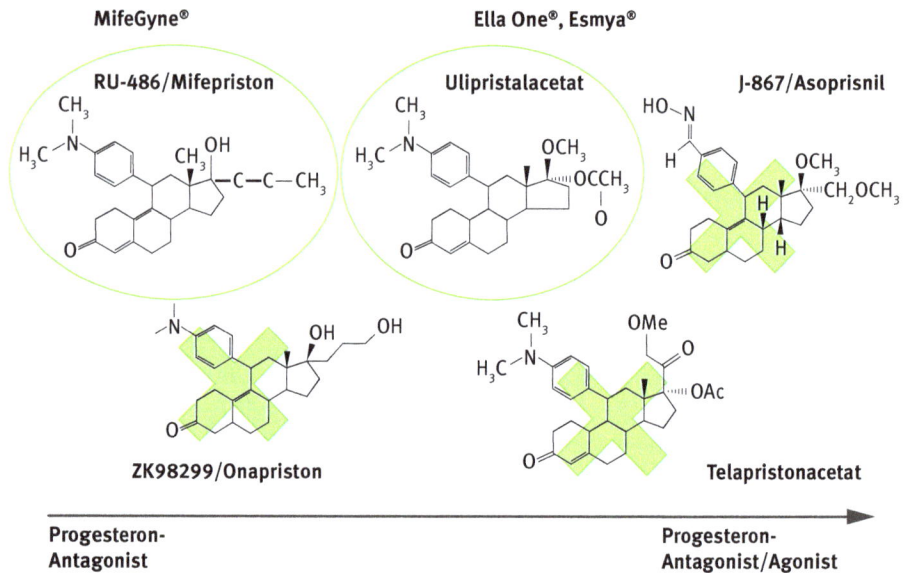

Abb. 13.1: Bekannte SPRM.

13.2 Ulipristal – Wirkstoff und präklinische Daten

Effekte von UPA auf das Myom sind (Donnez et al., 2019):
- inhibiert die Proliferation (ki67↓)
- induziert den programmierten Zelltod (Apoptose; *in vivo* wahrscheinlich nicht über Caspase-3 vermittelt) (Abb. 13.2)
- Reduktion der extrazellulären Matrix (wahrscheinlich durch erhöhte Expression der Metalloproteinase (MMP)-2)

Alle diese Mechanismen tragen zur Volumenreduktion des Myoms bei (Courtoy, 2015). Aktuelle Untersuchungen zeigen, dass die Reduktion der TGF-ß3-Konzentration im Serum und Gewebe eine weitere wichtige Wirkkomponente von UPA ist (Ciebiera, 2018). Auch die Matrix-Metalloproteinasen sind bei Respondern einer UPA-Therapie erhöht exprimiert und spielen eine Schlüsselrolle bei der Myomvolumenreduktion (Courtoy, 2018).

Die selektive Wirkung von UPA direkt am Myom führt zu den gewünschten klinischen Effekten der Myomreduktion (Tab. 13.2).

! **Merke:** Der schnelle Stopp der uterinen Blutung ist in der klinischen Praxis besonders wichtig.

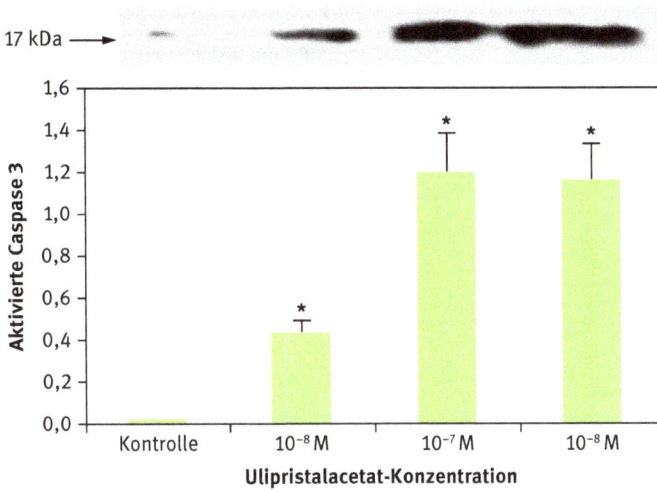

Abb. 13.2: Zielgerichteter Wirkmechanismus von UPA auf die Caspase-3-Aktivität (Xu, 2015), dargestellt ist das Verhältnis von gespaltener Caspase3/β-Actin.

Tab. 13.2: Direkte Wirkungen von UPA (Donnez, 2016).

Myome	Endometrium	Ovarien
– Inhibition der Proliferation und Induktion der Apoptose – Verkleinerung der Myome	– stoppt die uterine Blutung – reversible, gutartige Endometriumveränderungen (PAEC)	– induziert Amenorrhoe durch Inhibition der Ovulation und – Aufrechterhaltung der Östradiolspiegel im mittleren follikularen Bereich

13.3 UPA (Esmya®) – klinische Studiendaten (PEARL I–IV)

Umfangreiche klinische Untersuchungen erfolgten mit dem Progesteronrezeptormodulator UPA zunächst in zwei großen prospektiv randomisierten multizentrischen Studien (PEARL I, PEARL II) (Donnez, 2012a; Donnez, 2012b), in denen UPA zur Behandlung von symptomatischen Myomen mit dem Ziel der Myomreduktion und Blutungskontrolle eingesetzt wurden. In der PEARL-I-Studie wurden UPA 5 und 10 mg im Vergleich zu Placebo in einem 3-Monats-Zeitraum untersucht (Abb. 13.3) (Donnez, 2012a). Im Vergleich zu einer Placebotherapie zeigt sich eine Reduktion des Myomvolumens durch UPA von 21 % nach einer 12-wöchigen Therapie, während es in der Placebogruppe zu einer 3 %igen Zunahme des Myomvolumens kam (Abb. 13.4) (Donnez, 2012a). Besonders auffallend war die schnelle Blutungsfreiheit der Patientinnen in der UPA-Gruppe (Abb. 13.5). Außerdem kam es bei den Patientinnen (sekundäre Anämie war ein Einschlusskriterium in der Studie) in der UPA-Gruppe zu einem deutlich schnelleren und höheren Anstieg des Hämoglobinwerts (Donnez, 2012a). In der PEARL-II-Studie wurden ebenfalls über 3 Monate UPA 5 und 10 mg verglichen mit der seinerzeit Goldstandardtherapie: Leuprorelinacetatinjektionen alle 4 Wochen (Don-

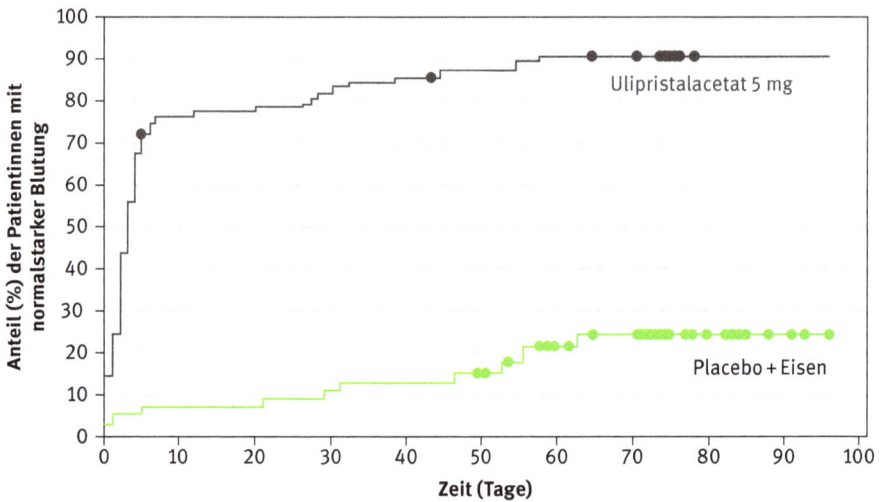

Abb. 13.3: PEARL-I-Zeit bis Blutungskontrolle (UPA versus Placebo).

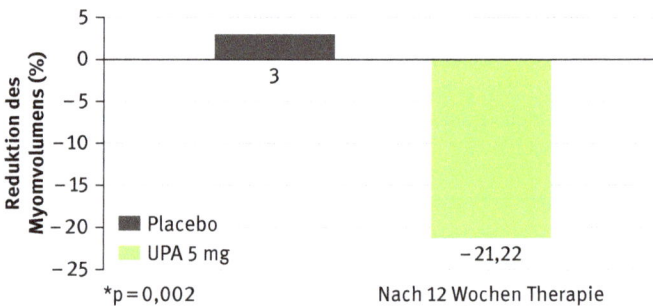

Abb. 13.4: Reduktion des Myomvolumens durch UPA (PEARL I).

nez, 2012b). Es zeigte sich hier wiederum ein sehr schneller Wirkungseintritt von UPA bezüglich der Blutungen. Nach 7 Tagen waren ca. 90 % der Patientinnen blutungsfrei, während dies in der GnRH-Analoga-Gruppe erst nach ca. 30 Tagen erreicht wurde. Für Patientinnen mit einer langen Blutungsanamnese bei einem Uterus myomatosus ist dieser schnelle klinische Effekt besonders bedeutsam. Die Myomverkleinerung in beiden Gruppen war in etwa gleich (auf 55 % des Ausgangsvolumens in der UPA-Gruppe und auf 44 % in der GnRH-Analoga-Gruppe) (Abb. 13.6). In den Patientengruppen, die in beiden Studien nachbeobachtet werden konnten (Patienten, die keine Operation benötigten oder wollten), zeigte sich eine sogar bis zu 6 Monaten anhaltende Wirkung der Myomverkleinerung nach UPA, während in der GnRH-Analoga-Gruppe es wieder zu einer raschen Größenzunahme der Myome nach Therapieende kommt (Donnez, 2012b). Die Myomvolumina nach Beendigung der GnRH-Analoga erreichen hier nach 6 Monaten fast den Ausgangspunkt (Abb. 13.6). Dieser anhaltende Effekt der Myomver-kleinerung, der allerdings nicht korreliert mit der einer dauerhaften Blutungsfreiheit,

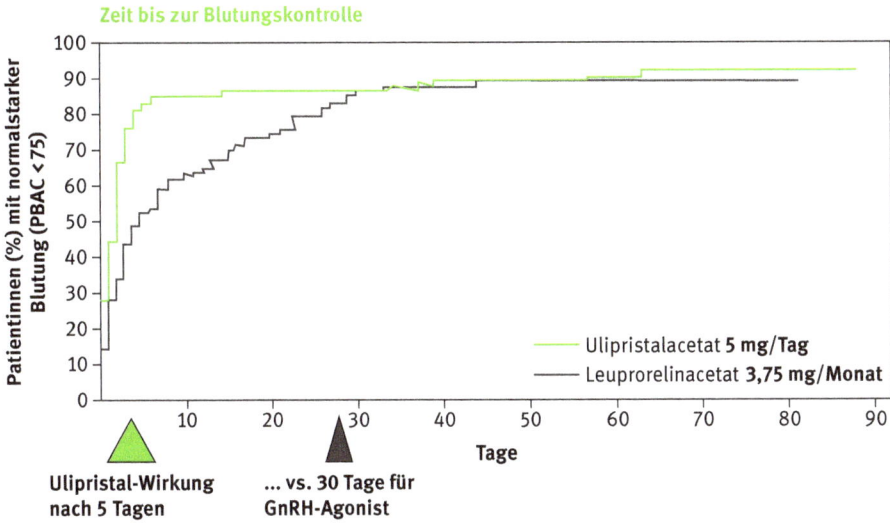

Abb. 13.5: Zeit bis zur Blutungskontrolle bei UPA- und GnRH-Analoga-Therapie (PEARL II). UPA reduziert die starken Blutungen bei über 90 % der Patientinnen in der ersten Therapiewoche.

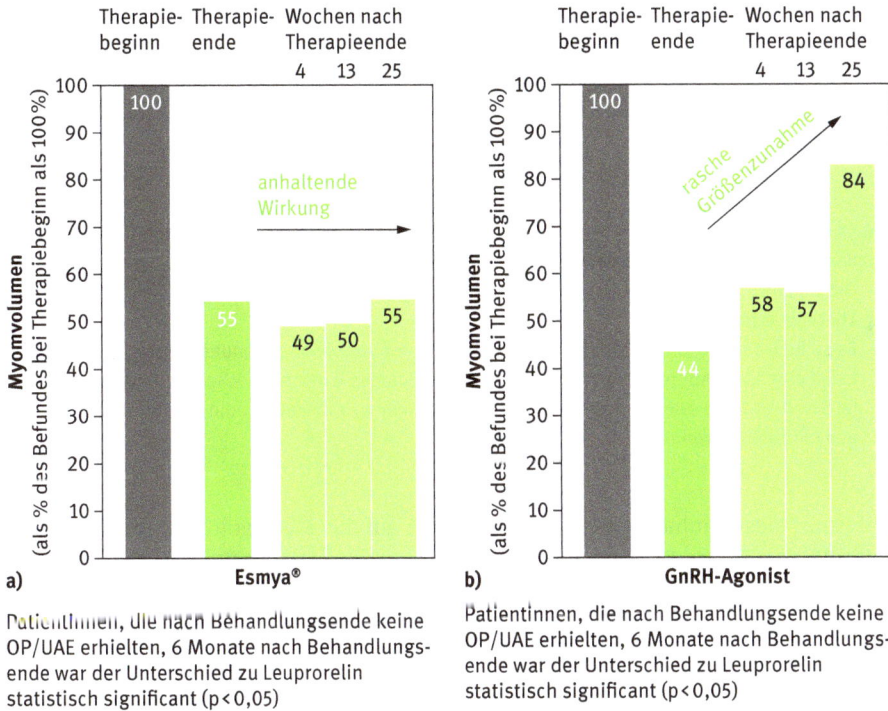

Patientinnen, die nach Behandlungsende keine OP/UAE erhielten, 6 Monate nach Behandlungsende war der Unterschied zu Leuprorelin statistisch signifikant ($p < 0,05$)

Patientinnen, die nach Behandlungsende keine OP/UAE erhielten, 6 Monate nach Behandlungsende war der Unterschied zu Leuprorelin statistisch signifikant ($p < 0,05$)

Abb. 13.6: Signifikante und anhaltende Myomverkleinerung durch (a) UPA und (b) GnRH-Analoga (PEARL II). Patientinnen, die nach Behandlungsende keine OP/UAE erhielten, 6 Monate nach Behandlungsende war der Unterschied zu Leuprorelin statistisch signifikant ($p < 0,05$).

macht UPA für die konservative Myomtherapie ganz besonders interessant. Dafür spricht auch die geringere Nebenwirkungsrate. Hier zeigten sich erwartungsgemäß unter UPA aufgrund der stabilen Östradiolwerte deutlich seltener Hitzewallungen als in der Leuprorelinacetatgruppe. Beide Studien zeigen ein günstiges Nebenwirkungsprofil von UPA im Vergleich zu GnRH-Analoga (Donnez, 2012a; Donnez, 2012b).

Ein wesentlicher Vorteil der Behandlung mit UPA ist vor allem die klinische Wirkung des schnellen Eintretens einer Amenorrhoe. Dies ist für Frauen, die eine lange Historie von Blutungsstörungen unter Myomen haben, der praktisch bedeutsamste Effekt. Das Myomvolumen reduziert sich mit einem anhaltenden Effekt, bisher bekannt bis zu 6 Monaten. Die präoperative Situation wird durch den Hb-Anstieg deutlich verbessert. Nach UPA-Behandlung kommt es zur schnellen Rückkehr des normalen Zyklus (Donnez, 2012a; Rabe, 2012). Die Nebenwirkungen sind im Vergleich zu GnRH-Analoga signifikant geringer, da der Östradiolspiegel stabil bleibt (Donnez, 2012b). Die Anwendung von UPA als orale Applikation über 3 Monate ist relativ einfach und patientenfreundlich.

Das seit 2012 in Deutschland für die Therapie des symptomatischen Uterus myomatosus zugelassene UPA (Esmya® 5 mg) ist das einzige Medikament mit einem kausalen Wirkansatz (Römer, 2017). Es sollte deshalb bevorzugt zum Einsatz kommen, da hier sowohl myombedingte Blutungsstörungen als auch deren Ursache, die Myome, direkt behandelt werden. Für die oralen Gestagene, LNG-IUS oder kombinierten oralen Kontrazeptiva, die momentan in der Therapie von Blutungsstörungen beim Uterus myomatosus eingesetzt werden, besteht keine Evidenz bezüglich ihrer Effektivität (Römer, 2017).

> **Merke:** Bei organischen Ursachen der Blutungsstörungen sollte eine zielgerichtete Therapie mit kausalem Wirkansatz angestrebt werden.
> – Die Behandlung der hormonabhängigen Myome sollte mit einer effektiven und zielgerichteten Therapie erfolgen.
> – Es sollte frühzeitig die effizienteste medikamentöse Therapie angewendet werden.
> – Es ist eine klare Abgrenzung zwischen der Behandlung von idiopathischen Blutungsstörungen (z. B. mit LNG-IUS oder Gestagenen) und der Behandlung von myombedingten Blutungsstörungen mit UPA notwendig.

Aufgrund dieses anhaltenden Effekts von UPA auf das Myomvolumen in der PEARL-II-Studie wurde das Konzept der Langzeitintervalltherapie in Studien gezielt weiter untersucht (Abb. 13.7).

Die Blutungsprofile werden im Verlauf der Langzeitintervalltherapie unter UPA weiter optimiert (Abb. 13.8, Abb. 13.9).

Die Myomvolumenreduktion ist am stärksten im ersten Therapieintervall und wird in den nachfolgenden Therapieintervallen noch weiter verbessert (Abb. 13.10, Abb. 13.11).

Nur ca. 5 % der Patientinnen profitieren nicht durch UPA bezüglich einer Myom-volumenreduktion bzw. Blutungsreduktion (Abb. 13.11).

Einen positiven Effekt hat die UPA-Anwendung auch auf die Sexualität, was in gezielten Studien gezeigt werden konnte (Tuschy, 2018). Dies kann in die Aufklärung miteinbezogen werden.

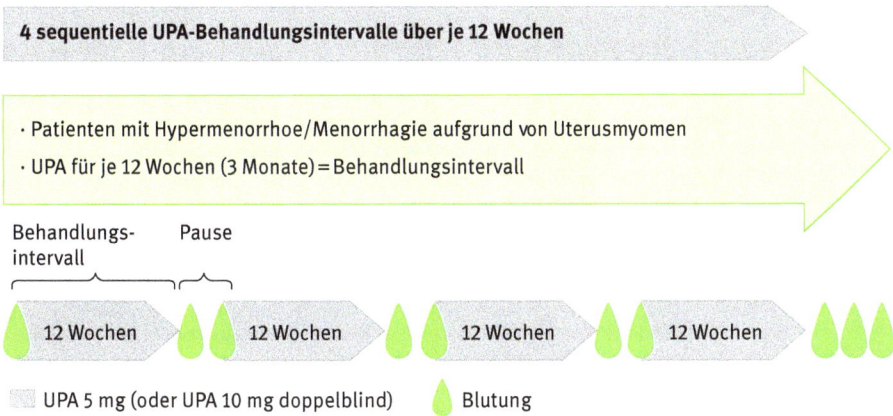

Abb. 13.7: Studiendesign der Langzeitintervalltherapie mit UPA (PEARL IV).

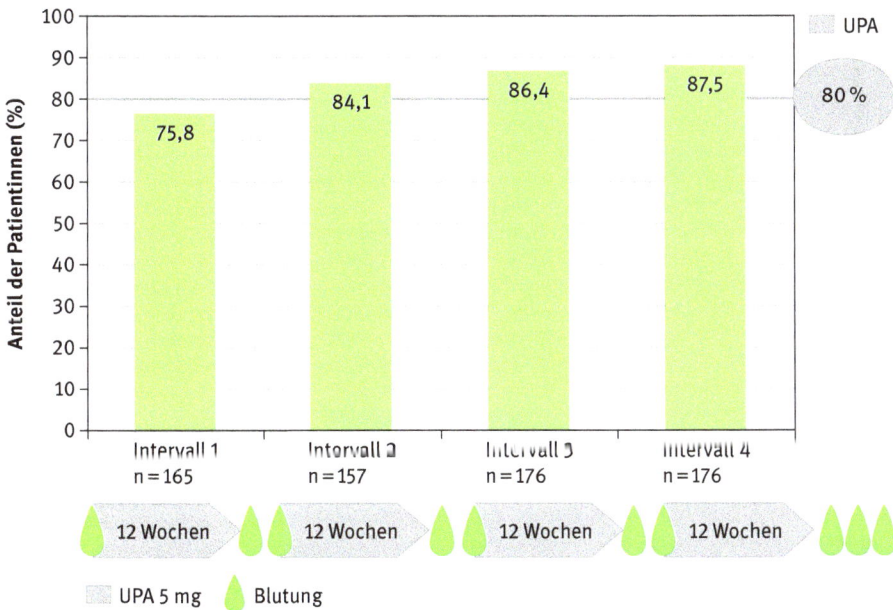

Abb. 13.8: Amenorrhoearten bei einer Langzeitintervalltherapie mit UPA.

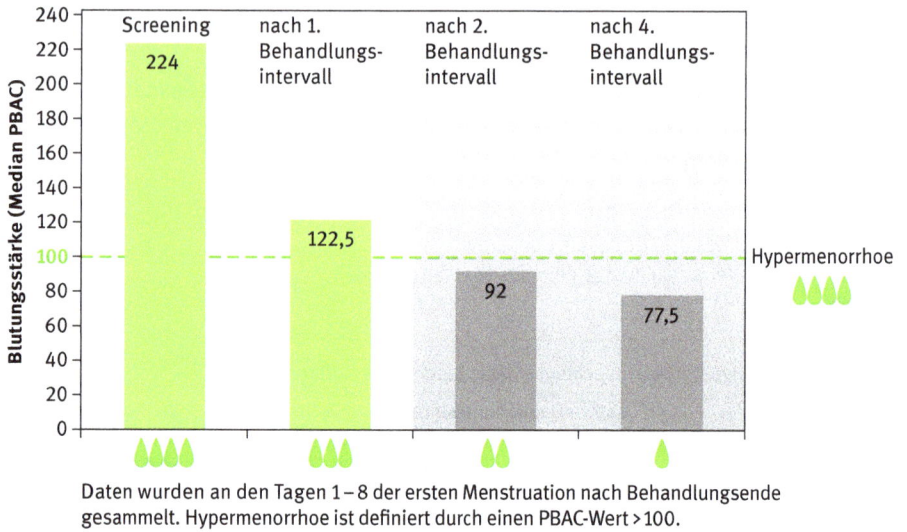

Daten wurden an den Tagen 1–8 der ersten Menstruation nach Behandlungsende gesammelt. Hypermenorrhoe ist definiert durch einen PBAC-Wert > 100.

Abb. 13.9: Blutungsstärke der ersten Menstruation in den Behandlungspausen bei einer Langzeit-intervalltherapie mit UPA.

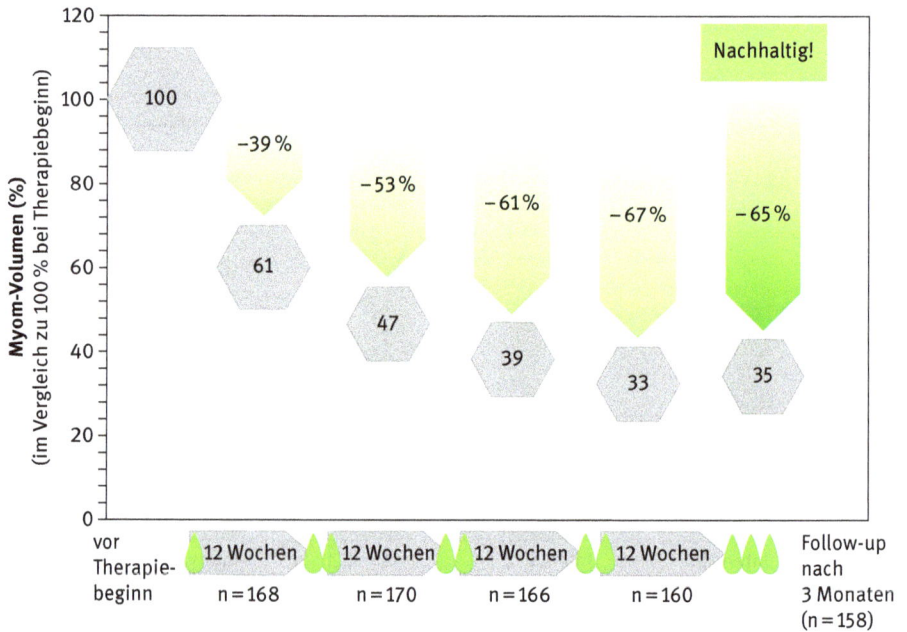

Abb. 13.10: Myom-Volumen-Reduktion während und nach Therapieende bei einer Langzeitintervall-therapie mit UPA.

Patientinnen mit Amenorrhoe

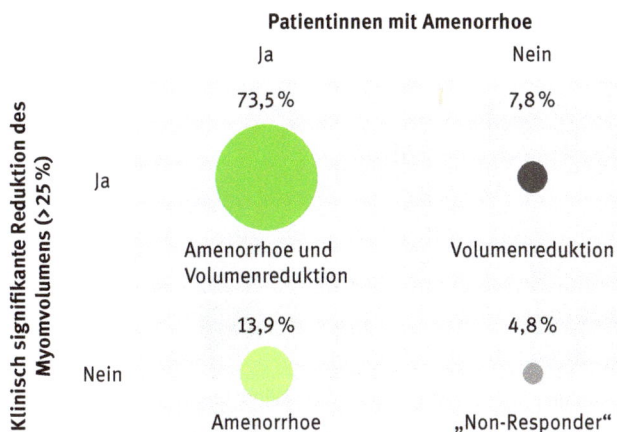

Abb. 13.11: Myomvolumenreduktion und Amenorrhoe nach 4 Behandlungsintervallen mit 5 mg UPA.

13.4 Nebenwirkungen der Therapie mit UPA und deren Management

Für die Anwendung von UPA liegen im Gegensatz zur Anwendung von kombinierten oralen Kontrazeptiva oder Gestagenen nur wenige absolute und relative Kontraindikationen (eingeschränkte Leberfunktion, stark eingeschränkte Nierenfunktion und schweres, durch orale Glukokortikoide nicht ausreichend kontrolliertes Asthma) vor. Spezielle thromboembolische Risiken bestehen bei der UPA-Anwendung nicht (Römer, 2017; Fachinformation, 2018).

Erfahrungsgemäß spielen in der klinischen Praxis lediglich bei 5–10 % der Patientinnen initiale Kopfschmerzen eine Rolle. Hitzewallungen sind unter der UPA-Anwendung ebenfalls seltene Ereignisse, da die Östradiolspiegel nicht in einen postmenopausalen Bereich abfallen (Abb. 13.12).

Die bei GnRH-Analoga beschriebenen Nebenwirkungen von menopausalen Symptomen, vor allem Hitzewallungen, spielen bei Ulipristal eine untergeordnete Rolle (Abb. 13.13). Dies ist ein wesentlicher Vorteil, auch in der Langzeittherapie. Auch eine weitere Nebenwirkung, die gelegentlich bei max. 10 % der Patientinnen auftritt, sind Kopfschmerzen. Nebenwirkungen, wie Hitzewallungen und Kopfschmerzen, werden jedoch im Verlauf einer Langzeittherapie kontinuierlich weniger (Tab. 13.3).

Endometriumveränderungen (doppelte Endometriumdicke über 12 mm) post menstruationem oder Blutungsstörungen sollten vor einer UPA-Therapie abgeklärt werden. Oft reicht hier zur Abklärung ein sonographisch gestützter Gestagentest (Abb. 13.20). In allen unklaren Fällen muss eine hysteroskopische und histologische Abklärung erfolgen (Abb. 13.18). Besteht 2 Monate nach der Anwendung von UPA immer noch ein sonographisch auffälliges Endometrium, ist eine PAEC-Veränderung des Endometriums relativ unwahrscheinlich. Hier wären dann auch eine Hysteroskopie und eine Abrasio zu empfehlen.

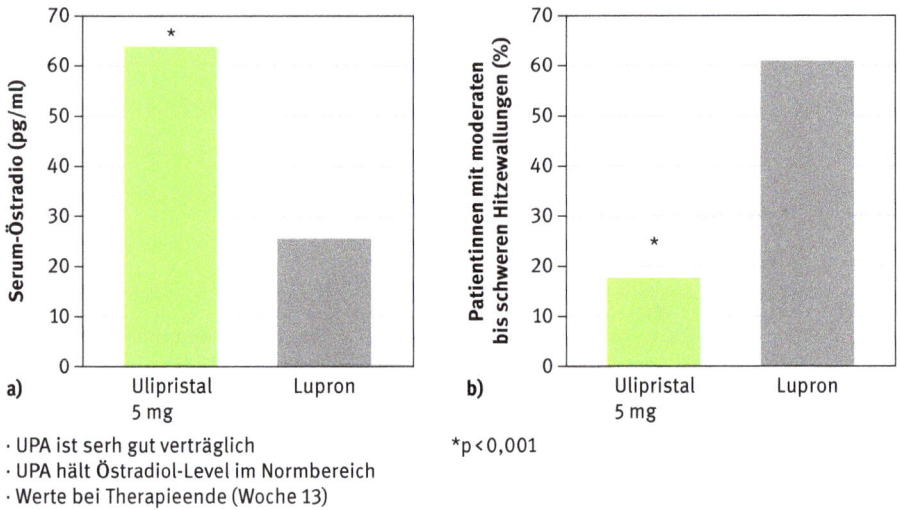

a)
· UPA ist serh gut verträglich
· UPA hält Östradiol-Level im Normbereich
· Werte bei Therapieende (Woche 13)

b) *p < 0,001

Abb. 13.12: Östradiol-Level und Hitzewallungen (PEARL II). UPA hält Östradiol-Level im Normbereich. Werte bei Therapieende (Woche 13).

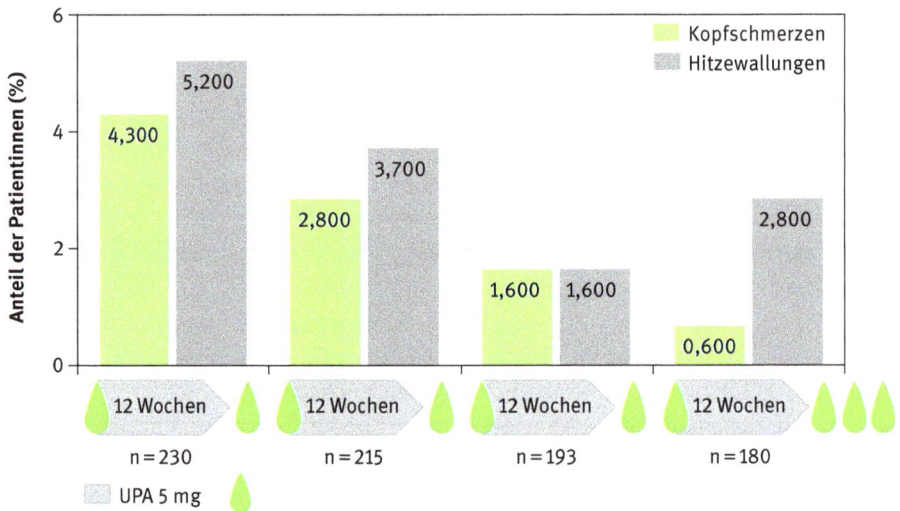

Abb. 13.13: Nebenwirkungen von UPA bei einer Langzeitintervalltherapie (≥ 2 % der Patientinnen).

Eine weitere Nebenwirkung ist der Effekt auf das Endometrium, das eine eigenständige Bezeichnung hat (PAEC-Endometrium). Dies ist bereits von anderen Progesteronrezeptorenmodulatoren bekannt (Abb. 13.14). Dieses ist nicht immer im Ultraschall sichtbar. Dabei handelt es sich um eine reversible, nicht physiologische, histologische Veränderung des Endometriums mit zahlreichen Veränderungen im

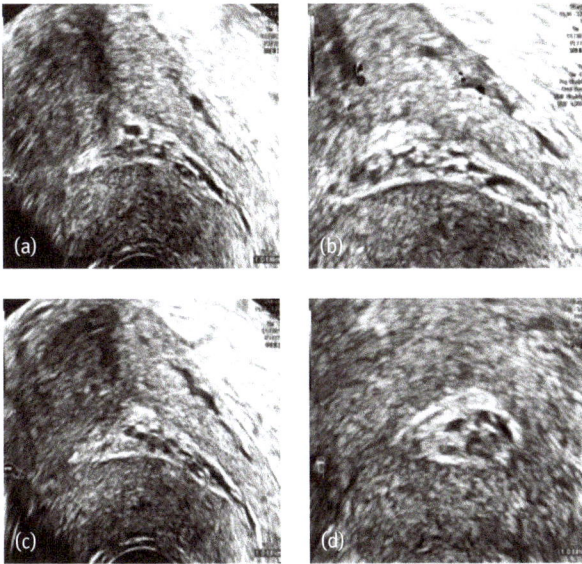

Abb. 13.14: Typische endometriale Veränderungen (PAEC) unter UPA im Ultraschall (mit freundlicher Genehmigung von Dr. Klaus Peters, Hamburg).

Tab. 13.3: Sicherheit: Behandlungsbezogene unerwünschte Ereignisse mit UPA in PEARL-I- und -II-Studien (> 3 %).

Unerwünschte Ereignisse (UE) Pearl I	Placebo (n = 48)	UPA 5 mg (n = 95)	UPA 10 mg (n = 98)	
Patienten mit 1 UE	8,3 %	16,8 %	19,4 %	
Brustschmerzen/Empfindlichkeit	0,0 %	2,1 %	5,1 %	
Menorrhagie/Zwischenblutung	4,1 %	0,0 %	0,0 %	
Hitzewallungen	0,0 %	1,1 %	1,0 %	spontan
Unerwünschte Ereignisse (UE) Pearl II		**UPA 5 mg (n = 97)**	**UPA 10 mg (n = 103)**	**Lupron (n = 101)**
Patienten mit 1 UE		55,7 %	50,5 %	70,3 %
Hitzewallugen (moderat bis schwer)	Auf Nachfrage	23,7 % (11,3 %)	23,3 % (9,7 %)	60,4 % (39,6 %)
Kopfschmerzen		15,5 %	5,8 %	7,9 %
Akne		0,0 %	4,9 %	3,0 %
Müdigkeit		4,1 %	3,9 %	3,0 %
Schlaflosigkeit		2,1 %	1,9 %	5,0 %
Schwindel		4,1 %	2,9 %	1,0 %

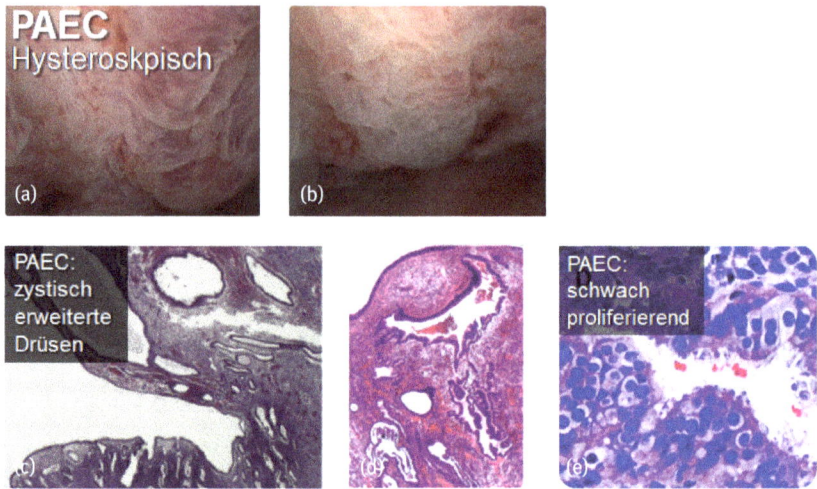

Abb. 13.15: Progesteronrezeptormodulator-assoziierte endometriale Veränderungen (PAEC) (Williams, 2012). (a) und (b) hysteroskopisch, (c) zystisch erweiterte Drüsen (d) und (e) schwach proliferierend. Diese Veränderungen sind nach Therapieende reversibel und sollten nicht mit einer endometrialen Hyperplasie verwechselt werden.

Drüsengewebe, Stützgewebe und in Gefäßen. Merkmale von PAEC sind die geringe methodische Aktivität in Drüsen und Stroma, abortive subnukleare Vakuolen, Apoptose, fehlende Stromaaufteilung und Drüsenengstand (Abb. 13.15) (Kannan, 2018). Die zystisch dilatierten Drüsen werden durch abgeflachtes Epithel ausgekleidet, ohne nukleare Pseudostratifikation (Abb. 13.16, Abb. 13.17). Das PAEC ist in der Regel nach 2 Monaten nach Therapieende nicht mehr vorhanden (Whitaker, 2018). Sonst sind weitere Maßnahmen erforderlich. Hierfür gibt es einen Therapiealgorithmus, der nur bei weiterbestehenden Veränderungen eine Abklärung erforderlich macht (Abb. 13.20). Im Verlauf der Therapie über 4 Therapieintervalle wurde auch keine Zunahme endometriumrelevanter Veränderungen festgestellt (Abb. 13.19). In gezielten histologischen Untersuchungen findet sich bei 59 % der Patientinnen ein PAEC-Endometrium. Die Häufigkeit ist unabhängig von der Anzahl der Therapieintervalle (Nogales, 2018). Diese tritt allerdings nicht bei allen Patientinnen auf. In den Studien und auch in der Praxis sind nur ca. 50–60 % der Patientinnen betroffen. Die Veränderungen sind in allen Fällen 1–2 Monate nach Therapieende komplett zurückgebildet. Aus unseren bisherigen klinischen Erfahrungen tritt dieser PAEC-Effekt auch meist initial nach 1 Monat auf (Abb. 13.14). Am Ende der 3-monatigen Therapie ist die sonographische Endometriumdicke oft schon wieder geringer. Diese Endometriumveränderungen, die sich meist auch sonographisch darstellen sollte (Abb. 13.14), bedürfen keiner histologischen Abklärung. Im Gegensatz zu den estrogeninduzierten Endometriumhyperplasien ist auch der antagonisierende Effekt durch Gestagene limitiert.

Auf die Problematik der Leberveränderung unter UPA wird wegen der besonderen Bedeutung in Kap. 17 gesondert eingegangen.

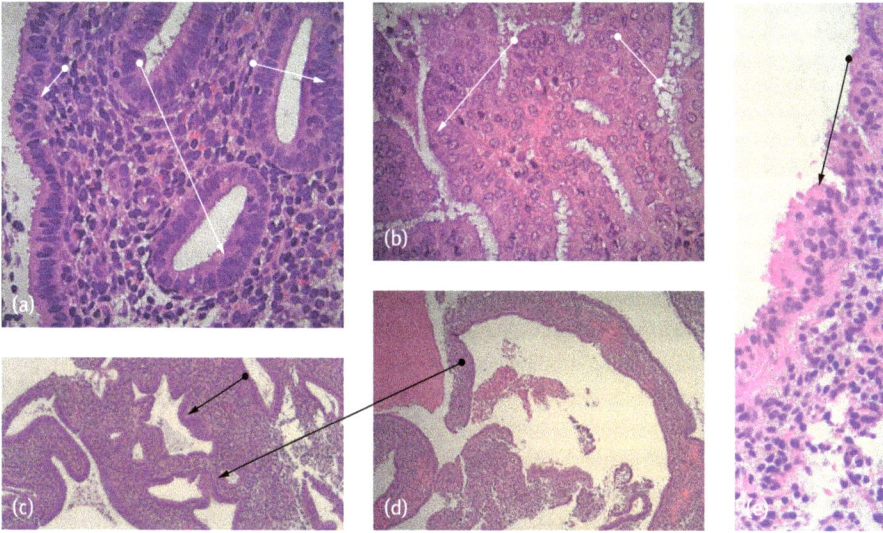

Abb. 13.16: Typische histologische Befunde bei einem PAEC-Endometrium. (a) glanduläres Epithel ist inaktiv bis schwach proliferativ (wenig Mitosen und Apoptosen), (b) ungewöhnliche sekretorische Veränderungen, (c) und (d) Drüsen aufgefaltet oder sternförmig, (e) manchmal Flimmerepithel-Metaplasie.

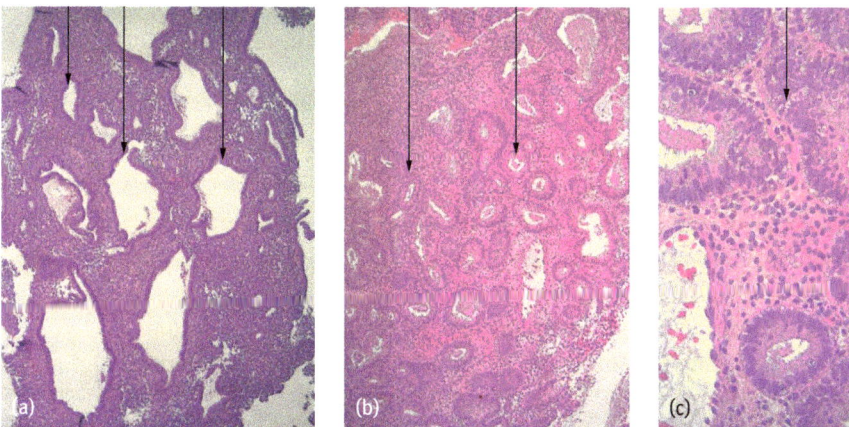

Abb. 13.17: Histologischer Vergleich von PAEC-Endometrium und Endometriumhyperplasie. (a) PAEC mit einzeln gelagerten, zystischen Drüsen mit inaktivem Epithel, (b) und (c) komplexe Hyperplasie mit sehr dicht gelagerten Drüsen mit proliferativem Epithel.

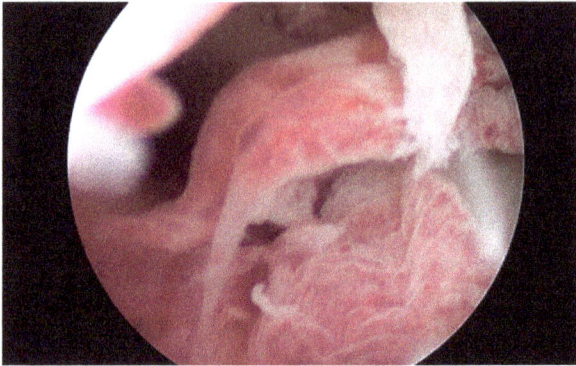

Hysteroskopie-befund: PAEC-Endometrium.

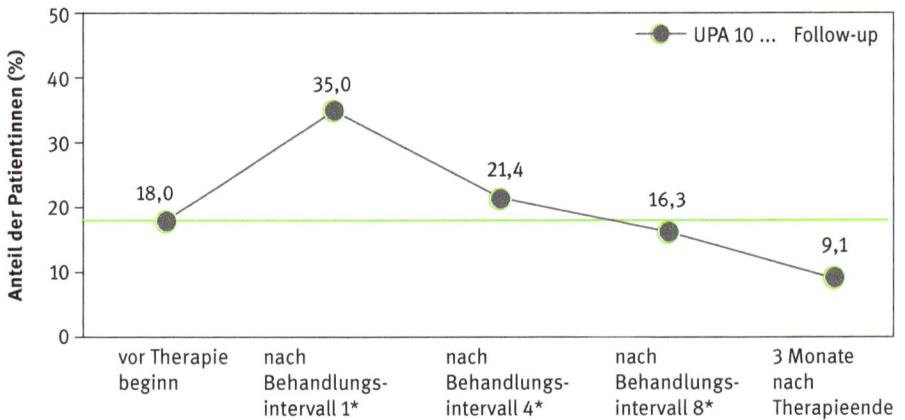

*Messung nach Behandlungsintervall + 1 Menstruationszyklus; UPA, Ulipristalacetat; PRM-Associated Endometrial Changes (PAEC)

Abb. 13.19: Endometriumveränderung bei einer Langzeitintervalltherapie mit 8 Intervallen UPA (Fauser, 2017).* Messung nach Behandlungsintervall + 1 Menstruationszyklus; UPA, Ulipristalace-tat; PRM-Associated Endometrial Changes (PAEC).

Typische Charakteristika von PAEC

–   Inaktiv erscheinendes Endometrium
–   mitotisch wenig aktiv (schwach proliferierend)
–   erhöhte Apoptose im glandulären Epithel
–   kompaktes Stroma
–   Ungleichgewicht zwischen stromalem und epithelialem Wachstum
–   zystisch erweiterte Drüsen mit gemischtem östrogenem (mitogenem) und gesta-genem (sekretorischem) Effekt im glandulären Epithel

Die Zellproliferation in PAEC-Endometrium (ki67) ist niedriger als in der proliferati-ven Phase des normalen Zyklus (Whitaker, 2017).

```
                    ┌─────────────────────────────────┐
                    │  doppelte Endometriumdicke >16 mm │
                    └─────────────────────────────────┘
          ┌──────────────────┬──────────────────────────┬──────────────────────────┐
          ▼                  ▼                          ▼
┌──────────────────┐ ┌──────────────────────┐ ┌──────────────────────────┐
│ Während der      │ │ Direkt nach          │ │ Mehr als 3 Monate nach   │
│ Therapie mit UPA │ │ Therapieende mit UPA │ │ Therapieende mit UPA     │
│                  │ │ (vor dem Wiedereinsetzen│ │ und/oder nach Wiedereinsetzen│
│                  │ │ der Menstruationsblutung)│ │ der Monatsblutung        │
└──────────────────┘ └──────────────────────┘ └──────────────────────────┘
          ▼                  ▼                          ▼
  klinisch unbedenklich  klinisch unbedenklich   ┌──────────────────────┐
                                                 │ Abklärung empfohlen  │
                                                 └──────────────────────┘
```

- **Während der Therapie mit UPA** → klinisch unbedenklich
- **Direkt nach Therapieende mit UPA (vor dem Wiedereinsetzen der Menstruationsblutung)** → klinisch unbedenklich
- **Mehr als 3 Monate nach Therapieende mit UPA und/oder nach Wiedereinsetzen der Monatsblutung** → Abklärung empfohlen

Sonografisch gestützter Gestagentest mit Kontrollsonografie (2–3 Tage nach Abbruchblutung)

- Rückbildung der Verdickung → keine weiteren Maßnahmen
- keine Rückbildung der Verdickung

Diagnostische Hysteroskopie (HSK) und histologische Sicherung (gezielte Biopsie unter hysteroskopischer Sicht und/oder fraktionierte Abrasio)

- unauffälliger Befund → weiteren Verlauf beobachten
- auffälliger Befund → fortführende Maßnahmen nach entsprechender klinischer Praxis

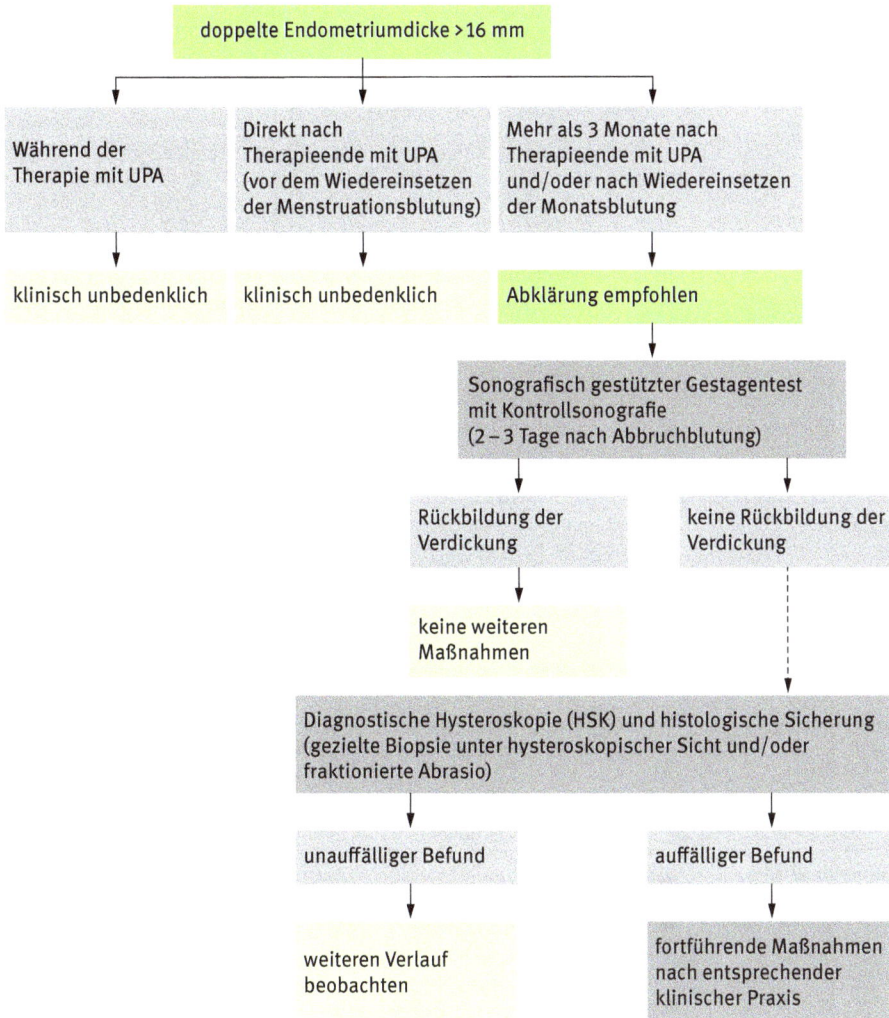

Abb. 13.20: Therapiealgorithmus zum Vorgehen bei Endometriumveränderungen unter UPA (Römer, 2019).

Histologisches Erscheinungsbild von PAEC (Williams, 2012)

– Nicht-physiologisches sekretorisches Erscheinungsbild, bei dem die Drüsen geschlängelt oder sägezahnartig gewundon sind (wic in cinei Jekietlonspliase), jedoch mit nur gering ausgeprägter sekretorischer Aktivität

– Endometriale Drüsen weisen eine unregelmäßige Architektur und oftmals eine erhebliche zystische Dilatation auf

– Drüsenepithel wirkt inaktiv mit flach-kubischen, nicht stratifizierten Epithelzellen mit geringer Mitoserate

– Unregelmäßige Verteilung der Drüsen in einem zelldichten Stroma ohne prädezi-
  duale Veränderungen

Merke: Typische benigne Endometriumveränderungen während der UPA können auftreten und sind nicht abklärungsbedürftig.

Der Vorteil der UPA-Therapie gegenüber anderen medikamentösen Therapien besteht in der gezielten Wirkung auf Myome bei einem günstigeren Nebenwirkungsprofil (Tab. 13.4) (Römer, 2017).

Tab. 13.4: Therapie von myombedingten Blutungen im Vergleich zur Therapie funktioneller Blutungen (Römer, 2017).

Merkmale	Myombeding- te Blutung	Funktionelle Blutung		
	UPA	Orale Gestagene	LNG-IUS	KOK
Myomvolumenreduktion	√	X	X	X
häufigste unerwünschte Nebenwirkungen	PAEC, Hitze- wallungen, Kopfschmer- zen	Akne, Stim- mungsschwan- kungen	Kopfschmerzen, Schmerzen im Becken, Blutungen	Kopfschmerzen
Kontrazeption	nein	einige	ja	ja
Thromboserisiko (gemäß (WHO, 2015))	nein	gering	nein	erhöht

14 Praktische Anwendungen von UPA

14.1 Präoperative UPA-Anwendung

Aus der Sicht des Operateurs ergeben sich präoperativ relevante Indikationen für die Anwendung von UPA (Tab. 14.2). Diese werden weitgehend auch aus den bisherigen Indikationsbereichen von GnRH-Analoga, die allerdings aufgrund der Nebenwirkungen selten genutzt werden, übernommen (Tab. 14.1). Die Anzahl der Myome ist ein unabhängiger Risikofaktor für die UPA-Respons, d. h. je mehr Myome vorliegen, desto geringer ist die Myomvolumenreduktion (Yun, 2018).

14.1.1 Präoperative UPA-Anwendung bei Anämie

Die Aufklärung von Risikopatientinnen über die UPA-Anwendung ist auch aus forensischer Sicht unbedingt erforderlich. Dies gilt auch vor Hysterektomien, insbesondere, wenn eine sekundäre Anämie vorliegt (Tab. 14.2). Vor allem bei operativen Eingriffen bei Patientinnen mit sekundären Anämien besteht hier auch eine Aufklärungspflicht. Dies wird in den S3-Leitlinien zur Hysterektomie der DGGG explizit herausgestellt (Neis, 2016; DGGG, 2015).

Eine Anämie ist eine ungünstige Ausgangsbedingung für jegliche Operationen, insbesondere, wenn auch noch weitere operative Schwierigkeiten zu erwarten sind, die mit einem hohen Blutverlust einhergehen. Das heißt, je ungünstiger der Ausgangsbefund (niedrige Hämoglobin- und Ferritinwerte), desto problematischer ist die Operation und umso eher ist mit intra- und postoperativen Komplikationen zu rechnen. Kommen weitere ungünstige Ausgangsbedingungen hinzu, z. B. internistische Erkrankungen, steigt nochmals die potenzielle Komplikationsrate. Insofern ist für alle Therapieoptionen eine Behandlung der Anämie vor einer Operation eine sinnvolle und oft zwingend notwendige Maßnahme, so wie es auch in den Leitlinien für die Hysterektomie empfohlen wird.

Oft sind Eisensubstitutionen, die meist auch über längere Zeit durchgeführt werden, allein nicht ausreichend, um die Anämie zu korrigieren. Medikamentöse Therapieformen gewinnen somit an Bedeutung bei myombedingten Blutungsursachen. Während vor einigen Jahren nur GnRH-Analoga-Therapie eine gesicherte und zugelassene Medikation dafür war, besteht auch die Möglichkeit mit UPA (Esmya®) einen effektiven Blutungsstopp und damit Korrektur der präoperativen Anämie herbeizuführen. UPA hat im Vergleich zu GnRH-Analoga wesentliche Vorteile und stellt deshalb eine primäre Therapieoption in dieser Situation dar. Eine simultane Eisensubstitution ist natürlich weiter fortzuführen. UPA ist zu bevorzugen aufgrund der schnelleren Wirksamkeit, geringen Nebenwirkungen und auch bei der Altersgruppe über 45 Jahren ist der Einsatz möglich, wo GnRH-Analoga ohne Add-back-Therapie

https://doi.org/10.1515/9783110549690-014

aufgrund möglicher negativer Effekte auf den Knochen kritisch zu sehen sind (Tab. 14.1). Da UPA im Vergleich zu GnRH-Analoga eine orale Applikation erforderlich macht, ist hier besonders die Compliance der Patientin sicherzustellen und eine umfassende Aufklärung diesbezüglich notwendig.

Tab. 14.1: Präoperative medikamentöse Therapie beim Uterus myomatosus. Vergleich GnRH-Analoga – UPA.

	GnRH-Analoga	UPA
Applikationsform	Injektionen (1 Depot für 3 Monate oder monatlich)	oral
präoperative Anwendungsdauer	variabel 2–6 Monate	fix 3 Monate
Blutungsstopp	nach ca. 30 Tagen	nach ca. 7 Tagen
Reduktion des Myomvolumens	ca. 50 %	ca. 50 %
Effekt auf die Endometriumdicke	gute Suppression	keine Suppression (evtl. PAEC-Endometrium)
Verkleinerung der Cavumgröße	möglich	nein
operatives Fenster	möglichst zeitnah	0(2)–6 Monate
Nebenwirkungen	klimakterische Beschwerden (meist nach 2–3 Monaten)	gelegentliche Kopfschmerzen (ca. 10 %)
Effekt auf den Knochen	bei Risikogruppen (perimenopausal > 45 Jahre) negative Effekte möglich	keine
Effektivität auf die Reduktion des Myomvolumens	nur während der Therapie	mindestens 6 Monate nach der Therapie anhaltend

Tab. 14.2: Indikationen für UPA aus Sicht des Operateurs (Römer, 2015).

Hysteroskopie	– intramurale Myome Grad 2 – große Myome – multiple Myome – ungünstig lokalisierte Myome, insbesondere bei Kinderwunschpatientinnen (Tubenostien) – sekundäre Anämie
Laparoskopie	– sehr große Myome – ungünstig lokalisierte Myome bei Kinderwunsch (Tube, Zervix) – sekundäre Anämie
Hysterektomie	– sekundäre Anämie

14.1.2 Präoperative Anwendung von Ulipristal bei organerhaltenden operativen Therapien

14.1.2.1 Präoperative Anwendung von Ulipristal bei hysteroskopischen Myomresektionen

Die hysteroskopische Myomresektion war bisher die Hauptindikation zum präoperativen Einsatz von GnRH-Analoga. Die Anwendung erfolgt meist für 2–3 Monate, um einerseits das Endometrium zu supprimieren und andererseits das Myomvolumen zu reduzieren. Die bisher existierenden Indikationsbereiche für die Anwendung von GnRH-Analoga können durch UPA ersetzt werden, da hier eine nebenwirkungsärmere und auch langanhaltendere Therapie möglich ist und vor allem eine schnellere Blutungsstillung erfolgt (Tab. 14.2). Bezüglich der Reduktion der Myomgröße besteht eine gleiche Effektivität. Indikationsbereiche bestehen hauptsächlich bei Kinderwunschpatientinnen, um hier möglichst eine endometriumschonende Resektion durchzuführen. Daher spielt hier neben der Behandlung der Anämie auch vor allem die Reduktion des Myomvolumens eine wichtige Rolle. Insbesondere, wenn multiple submuköse Myome vorliegen, sollte eine Vorbehandlung erfolgen. Besonders nach Myomresektionen bei multiplen oder sehr großen Myomen besteht die Gefahr der Entstehung von postoperativen intrauterinen Adhäsionen (Gambadauro, 2012). Die Therapie mit UPA ist damit auch hilfreich zur Reduktion potenzieller intrauteriner Adhäsionen und kann somit die Häufigkeit dieser schwerwiegenden postoperativen Komplikationen bei Kinderwunschpatientinnen reduzieren. Bei Patientinnen mit abgeschlossener Familienplanung, bei denen lediglich die myombedingten Blutungsstörungen die Indikation zur hysteroskopischen Resektion darstellen, besteht ein erhöhtes Perforationsrisiko bei Grad-2-Myomen (überwiegend intramural gelegenen Myomen). Das heißt, je größer ein Myom ist und je tiefer es in der Wand liegt, desto eher sollte eine Vorbehandlung in Betracht gezogen werden, da hier die Komplikationsraten, insbesondere für Perforationen und das Overloading-Syndrom als auch für stärkere intraoperative Blutungen aus dem Myombett, reduziert werden können (Römer, 2009). In einer Studie konnte gezeigt werden, dass bei großen Myomen nach UPA-Vorbehandlung eine komplette Myomresektion besser möglich ist und die Operationszeit reduziert wird (Ferrero, 2016).

Der präoperative Einsatz von UPA hat die GnRH-Analoga in diesem Indikationsbereich weitgehend abgelöst, da hier ein schnellerer Effekt bezüglich des Blutungsstopps zu erreichen ist, was insbesondere für die Behandlung der präoperativen Anämie sinnvoll ist. Der nach Beendigung der Therapie noch länger anhaltende Effekt bezüglich der Reduktion des Myomvolumens ermöglicht einen etwas größeren Planungsspielraum für die Operation nach Beendigung der Therapie.

Der präoperative Einsatz von UPA bringt viele Vorteile. In Studien konnte gezeigt werden, dass die hysteroskopische Myomresektion nach UPA leichter ist als nach GnRH-Analoga-Vorbehandlung (Sancho, 2016). Es können somit die intra- und postoperativen Komplikationsraten, insbesondere bei Risikopatientinnen gesenkt werden. Auch bei Kinderwunschpatientinnen ist ein schonenderes operatives Vorgehen möglich, was auch mögliche postoperative fertilitätsmindernde Komplikationen reduziert. Somit sollte vor einer Operation beim Uterus myomatosus UPA immer ins Gesamtkonzept der Therapie miteinbezogen werden.

> **!** **Merke:** Die präoperative Therapie mit UPA vor hysteroskopischen Operationen führt zu einer Senkung der intra- und postoperativen Komplikationsrate in ausgewählten Fällen bei Kinderwunsch als auch bei überwiegend intramural gelegenen Myomen mit Blutungsstörungen.

14.1.2.2 Präoperativer Einsatz von UPA bei laparoskopischen Myomenukleationen

Für laparoskopische Eingriffe besteht neben der Anämie hauptsächlich eine Indikation bei Kinderwunschpatientinnen mit ungünstig lokalisierten Myomen, um hier möglichst das Myometrium zu schonen und eine gute Uterusrekonstruktion herbeizuführen. Der Einsatz von UPA sollte somit bei ungünstig gelegenen Myomen, wie z. B. tiefsitzenden Zervixmyomen oder tubennah gelegene Myome erfolgen (Tab. 14.2). Diese können so noch schonender entfernt werden, um z. B. die Tubenkontinuität nicht zu gefährden und um das Cavum möglichst nicht zu eröffnen. In einer Studie konnte gezeigt werden, dass durch eine 3-monatige UPA-Vorbehandlung vor laparoskopischer Enukleation größerer Myome der Blutverlust und die Transfusionsrate gesenkt und die Operationszeit günstig beeinflusst werden (Ferrero, 2016).

14.1.2.3 Präoperativer Einsatz vor Laparotomie

Ist für eine Myomenukleation eine Laparotomie erforderlich, handelt es sich meist um besonders ausgeprägte Fälle mit entweder multiplen Myomen (Abb. 9.11) oder sehr großen Myomen (Abb. 9.7), die eine breitflächige Cavumeröffnung erforderlich machen. Oft leiden diese Patientinnen auch unter einer deutlichen Anämie. Insofern ergibt sich oft vor Laparotomien die Indikation für eine vorherige UPA-Therapie, um die Anämie zu behandeln, da bei organerhaltenden Operationen per Laparotomien auch bei sorgfältigster operativer Technik mit einem erhöhten Blutverlust zu rechnen ist. Insofern ist es immer wünschenswert, präoperativ einen günstigen Ausgangs-Hb-Wert zu haben. Des Weiteren kann eine Verringerung des Myomvolumens dazu beitragen, die oft schwierige Rekonstruktion des Uterus zu erleichtern. Da es sich in der Regel um Kinderwunschpatientinnen handelt, ist allerdings abzuwägen, ob durch eine Vortherapie nicht ein zusätzlicher Zeitverlust entsteht. Hat die Patientin einen guten Ausgangs-Hb-Wert, kann unter Umständen auch auf eine UPA-Therapie verzichtet werden, um primär zu operieren. Da diese Patientinnen zumeist eine postoperative Wartezeit bis zur Konzeption von 6 Monaten benötigen, kann insbesondere bei multiplen Myomen der UPA-Einsatz in der postoperativen Phase erfolgen, um auch insbesondere bei älteren Patientinnen (über 35 Jahren) den Zeitpunkt einer weiteren Kinderwunschbehandlung nicht weiter hinauszuzögern. Somit bleibt die präoperative Therapie von UPA eine individuelle Entscheidung in Abhängigkeit von Größe, Anzahl, Lage der Myome, Alter der Patientin und vor allem einer möglichen präoperativ vorliegenden sekundären Anämie.

14.1.3 Präoperativer Einsatz von UPA bei Hysterektomien

Der Uterus myomatosus ist die Hauptindikation für eine Hysterektomie in Deutschland (ca. 60 %) (Neis, 2016). Der am häufigsten gewählte Weg ist die vaginale Hysterektomie, gefolgt von laparoskopischen Eingriffen. Abdominale Hysterektomien spielen in deutschsprachigen Ländern immer weniger eine Rolle, während in den USA die Rate von abdominalen Hysterektomien noch sehr hoch ist (ca. 40 %). Eine präoperative Therapie vor der Hysterektomie sollte vor allem zur Behandlung der sekundären Anämie eingesetzt werden, insbesondere bei Risikopatientinnen, die ein erhöhtes Operationsrisiko aufgrund internistischer Risikofaktoren haben oder aber auch aufgrund der Größe des Befundes ein erhöhtes Operationsrisiko aus chirurgischer Sicht besteht, sollte eine präoperative Therapie mit UPA zum Einsatz kommen. Es konnte gezeigt werden, dass der Hämoglobinwert dadurch signifikant ansteigt und die Komplikationsrate sinkt (Tab. 14.2). Der Effekt der Reduktion des Myomvolumens ist ein weiterer Vorteil, stellt aber für sich genommen keine alleinige Indikation für die Anwendung von UPA vor der Hysterektomie in Deutschland dar.

Merke: Der mögliche präoperative Einsatz von UPA sollte stets auch aus Sicht des Operateurs erwogen werden.

14.1.4 Operationszeitpunkt nach UPA-Vorbehandlung

Es ist bekannt, dass unter der Anwendung von UPA schnell eine Blutstillung eintritt, aber auch Endometriumveränderungen, die sich auch sonographisch nachweisen lassen, entstehen können. In ca. 50 % der Fälle kommt es unter der 3 monatigen Therapie mit UPA zu einer Veränderung des Endometriums im Sinne eines PAEC-Endometriums (Progesteronrezeptormodulator-assoziierte Endometriumveränderung). Diese zeigen ein typisches sonographisches und hysteroskopisches Bild. Hierbei handelt es sich um eine benigne Veränderung, die keiner weiteren Abklärung bedarf. Fast immer bilden sich diese Veränderungen nach ca. 2 Monaten zurück. Während dies für die Laparoskopie, Laparotomie oder Hysterektomie keinen Einfluss hat, sollte vor geplanten hysteroskopischen Eingriffen 2 Monate gewartet werden, bis sich das Endometriumbild wieder normalisiert hat, um so eine bessere intrauterine Übersicht und niedrigere Blutungsneigung zu haben. Da der Effekt bezüglich der Myomvolumenreduktion bis zu 6 Monate anhält, besteht hier ein operatives Fenster zwischen 2 und 6 Monaten, ohne dass der positive reduzierende Effekt von UPA auf das Myomvolumen verloren geht. Sollte sich die Endometriumveränderung nach 2 Monaten nicht zurückgebildet haben, kann dies nicht mehr als medikamenteninduzierte Endometriumveränderung gewertet werden und bedarf einer weiteren hysteroskopischen und histologischen Abklärung (Abb. 13.20).

14.1.5 Operabilität nach UPA-Behandlung

Unter GnRH-Analoga wurde gelegentlich über eine erschwerte Operabilität von Myomen bei der Myomenukleation berichtet. Dies ist allerdings durch keinerlei wissenschaftliche Daten nachgewiesen. Nach UPA-Therapie konnten wir keine erschwerte Operabilität feststellen, wobei natürlich alle Myome, die mit UPA vorbehandelt sind, eine gewisse negative Selektion darstellen, da es sich hier doch meist um ungünstig lokalisierte und/oder größere Myome handelt, kann gelegentlich der subjektive Eindruck entstehen, dass die Enukleation erschwert ist. Dies entspricht aber nicht unserer klinischen Erfahrung bei mehr als 500 durchgeführten Operationen nach UPA-Vorbehandlung. Somit entstehen keine Nachteile durch die UPA-Anwendung. In einer Multicenter-Studie wird in einigen Fällen über eine erschwerte Präparation bei laparoskopischen Myomenukleationen nach UPA-Vorbehandlung berichtet und die Myome werden mit einer weicheren Konsistenz beschrieben. Die Autoren kamen jedoch zu der Schlussfolgerung, dass die UPA-Vorbehandlung keinen negativen Einfluss auf die Operation hat (Murji, 2018). Auch in einer weiteren Studie konnten bei der unabhängigen Bewertung von OP-Videos von laparoskopischen Myomenukleationen keine Nachteile der UPA-Behandlung gefunden werden (Luketic, 2017). Auch in einer aktuellen Studie konnte durch den präoperativen Einsatz von UPA über eine kürzere OP-Zeit und höhere Patientenzufriedenheit berichtet werden, verbunden mit einer höheren Rate an kompletten Myomresektionen (Ferrero, 2016) (Abb. 14.1).

! **Merke:** Eine UPA-Vorbehandlung hat keine Nachteile bezüglich der Operabilität von Myomen.

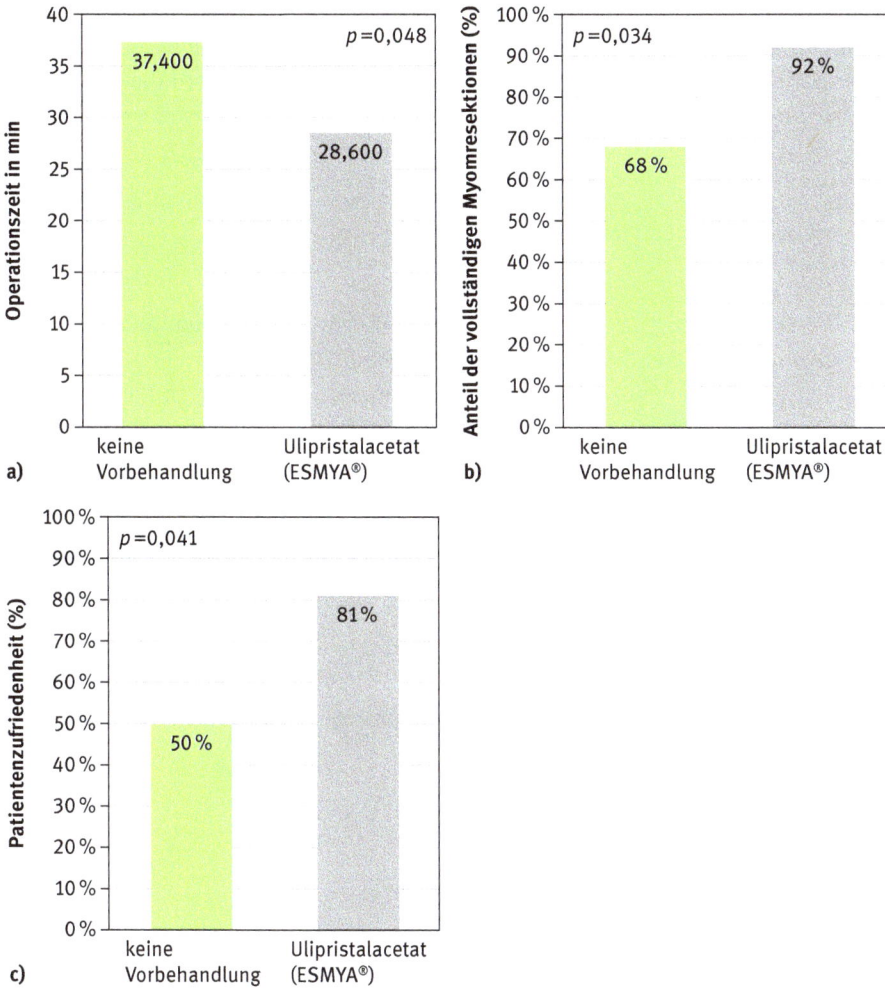

Abb. 14.1: Bessere Operabilität und höhere Patientenzufriedenheit nach UPA-Vorbehandlung; (a) Operationszeit, (b) vollständige Myomresektion, (c) Patientenzufriedenheit (Ferrero, 2016).

14.2 Flexible Langzeitintervalltherapie mit UPA

Die Langzeitintervalltherapie, die auf Grundlage der Pearl-III- und -IV-Studien entwickelt wurde, wird in der Praxis häufig modifiziert umgesetzt, insbesondere, wenn es sich um perimenopausale Patientinnen handelt (Abb. 13.7, Abb. 13.8, Abb. 13.9, Abb. 13.10, Abb. 13.11). Hier ist zunächst ein doppeltes Therapieintervall sinnvoll, d. h. 3 Monate Therapie, 2 Monate Pause und noch einmal 3 Therapie. Dann kann insbesondere bei perimenopausalen Patientinnen abgewartet werden, wie lange der Therapieerfolg anhält. In vielen Fällen ist erst nach einem längeren Zeitraum ein 3. oder ggf. 4.

Therapieintervall erforderlich (Abb. 14.2). Dies reduziert die Behandlungskosten und auch mögliche Nebenwirkungen. Ein Kriterium für die Wiederholung der Therapieintervalle sollte hier nicht unbedingt die Myomgröße sein, sondern die subjektiven Beschwerden der Patientin, wie Blutungsstörungen oder Unterbauchbeschwerden.

! **Merke:** Die Basisbehandlung bei einer flexiblen Langzeitintervalltherapie sollte stets mit 2 Therapieintervallen (jeweils 3 Monate) beginnen.

Für die Patientinnen mit symptomatischen Uterusmyomen wurden entsprechende Therapiealgorithmen entwickelt (Abb. 14.3) (Römer, 2017).

Für Patientinnen mit symptomatischem Uterus myomatosus und Kinderwunsch muss bei der Therapieentscheidung auch der Altersfaktor besonders beachtet werden (Abb. 14.4) (Hadji, 2017).

! **Merke:** Bei Patientinnen mit symptomatischen Myomen und Kinderwunsch sind weitere relevante Fertilitätsfaktoren zu berücksichtigen.

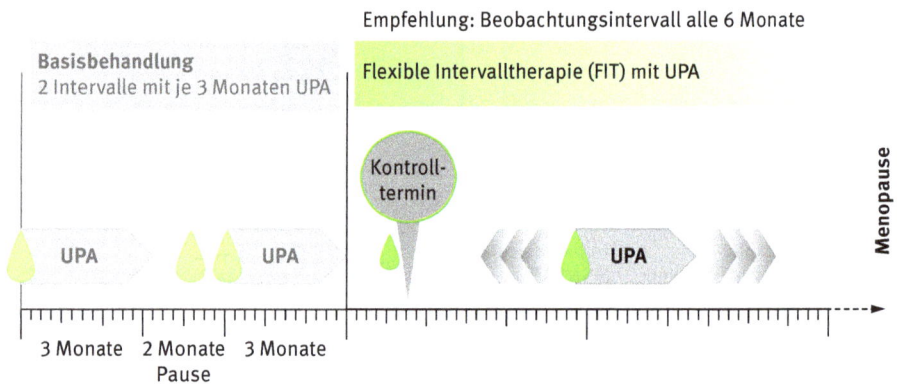

Abb. 14.2: Wie sollte UPA angewendet werden? Basisbehandlung und flexible Intervalltherapie.

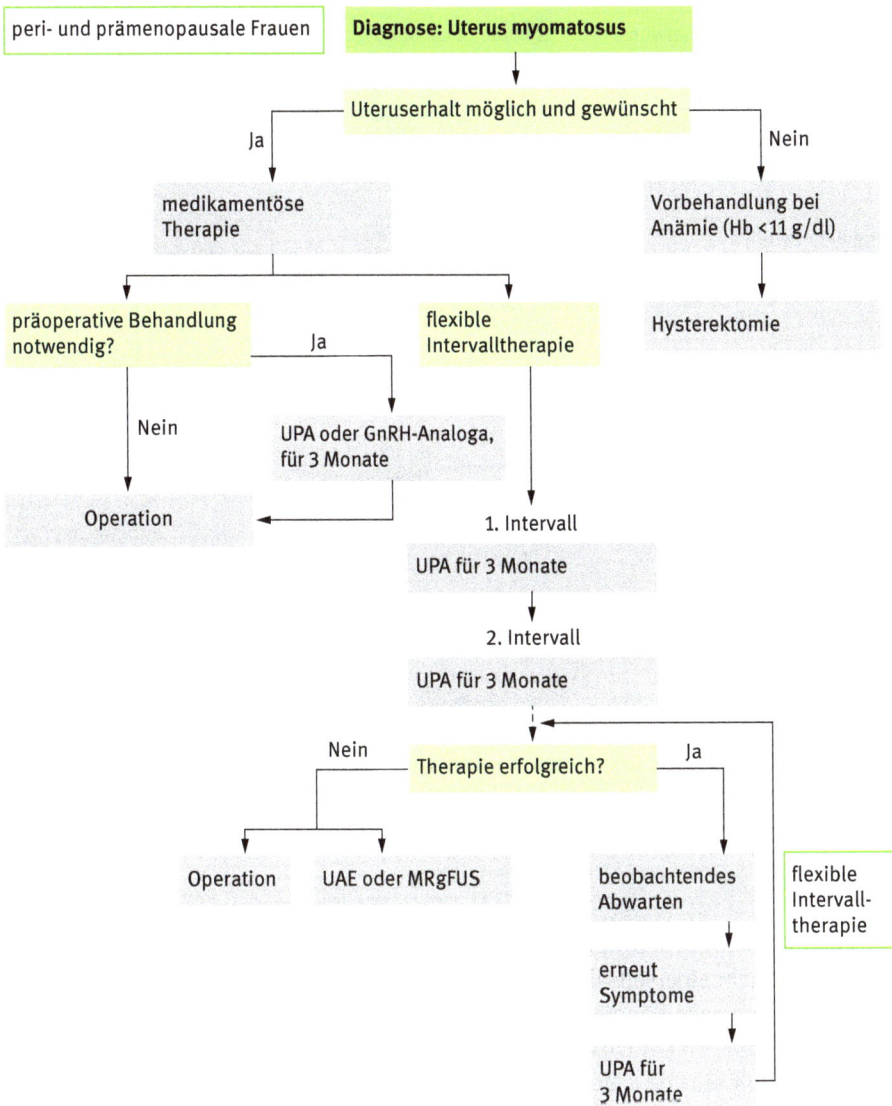

Abb. 14.3: Medikamentöse Therapie myombedingter Beschwerden (Römer, 2017).

```
┌─────────────────────────┐  ┌──────────────────────────────────┐
│ Frauen mit Kinderwunsch │  │ symptomatischer Uterus myomatosus  │
└─────────────────────────┘  └──────────────────────────────────┘
```

Zeit vorhanden?

Ja   Nein

| Primäre operative Therapie ggf. mit UPA-Nachbehandlung | medikamentöse Vortherapie (UPA oder GnRH-Analoga) mit anschließend geplanter operativer Therapie | Maßnahmen der assistierten Reproduktion |

Schwangerschaft anstreben

Schwangerschaft anstreben

primäre medikamentöse Therapie mit UPA

Therapie erfolgreich

Therapie nicht erfolgreich

Operative Therapie

Schwangerschaft anstreben

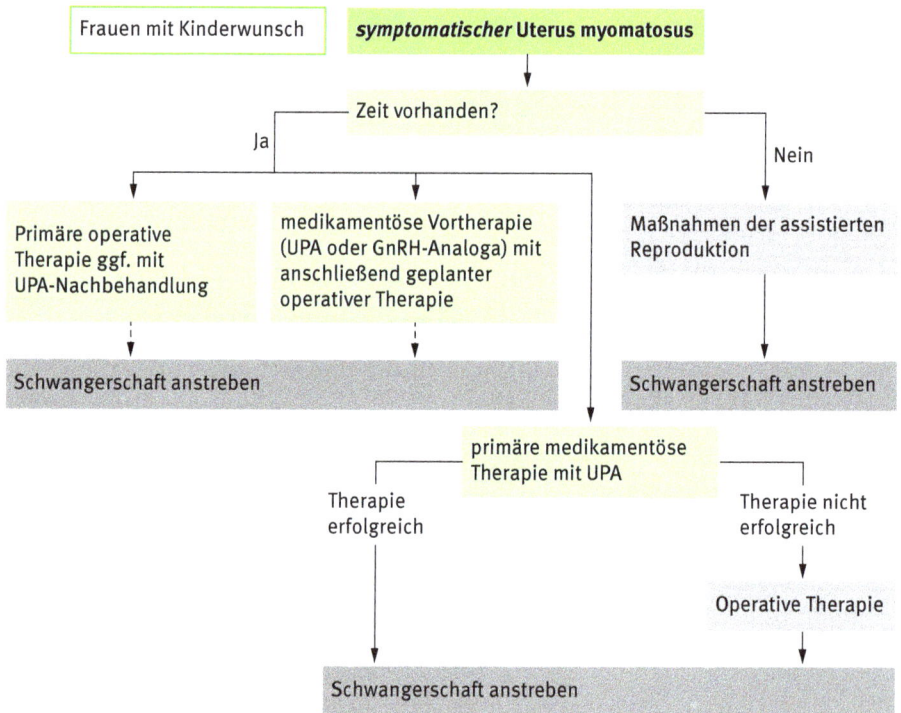

Abb. 14.4: Behandlung des symptomatischen Uterus myomatosus bei Frauen mit Kinderwunsch (Hadji, 2017).

14.3 Postoperative UPA-Anwendung

Bei Patientinnen mit multiplen Myomen, vermutlich oft bedingt durch genetische Faktoren, besteht einerseits das Problem, dass sehr schnell erneut Myome entstehen können, andererseits können diese Patientinnen nach der Operation ausgedehnter multipler Myome, oft per Laparotomie, nicht sofort schwanger werden, sondern es ist meist eine Wartezeit von 6 Monaten erforderlich. Somit besteht die Gefahr, dass in der Zwischenzeit erneut Myome auftreten können. Auch die Patientinnen können evtl. den Kinderwunsch aus persönlichen Gründen weiter nach hinten verschieben. Hier ist die Option zu diskutieren, auch postoperativ UPA anzuwenden, meist beginnend im 2. postoperativen Monat. Somit kann verhindert werden, dass erneut Myome auftreten. In eigenen Untersuchungen bei 15 Patientinnen mit multiplen Myomen (mehr als 7 Myome), die per Laparotomie oder laparoskopisch entfernt wurden, erfolgte eine 3-monatige postoperative UPA-Therapie. Nach 6 Monaten waren bei allen Patientinnen sonographisch keine erneuten Myome aufgetreten. 66 % der Patientinnen konnten nachfolgend auch erfolgreich konzipieren. Diese postoperative UPA-Anwendung ist Off-Label-Use, aber in dieser schwierigen klinischen Situation oft eine sinnvolle

Maßnahme. Die Anwendung von UPA im 2., 3. und 4. postoperativen Monat beruht auf der klinischen Überlegung, dass die Patientinnen, die möglicherweise unter der UPA-Therapie ein PAEC-Endometrium entwickeln, sich dieses dann im 5. und 6. postoperativen Monat zurückbilden kann. So kann dann unmittelbar nach 6 Monaten postoperativ notwendiger Wartezeit der Kinderwunsch umgesetzt werden. Oft sind in diesen Situationen auch Maßnahmen der assistierten Reproduktion notwendig und zeitnah indiziert, insbesondere wenn weitere fertilitätsrelevante Faktoren vorliegen.

Merke: Bei Patientinnen nach Enukleation multipler Myome und Kinderwunsch kann eine postoperative UPA-Therapie in der Wartezeit bis zur Gravidität sinnvoll sein.

15 Besondere klinische Indikationen („Off-Label-Use")

15.1 Blutungsstörungen

Aufgrund des ausgezeichneten Effekts auf das Endometrium und damit die Blutstillung und die mögliche Anwendbarkeit auch bei Patientinnen mit Risikofaktoren (z. B. Thromboembolie), ist UPA auch geeignet als Off-Label-Use bei akuten lebensbedrohlichen Blutungssituationen eingesetzt zu werden. Es konnte gezeigt werden, dass bei einer Patientin, bei der alle anderen Maßnahmen versagt haben, die lebensbedrohliche Blutung durch UPA zum Stillstand gebracht wurde (Rabe, 2013). Insbesondere bei Patientinnen mit Risikofaktoren und z. B. hämatoonkologischen Erkrankungen und akuten Blutungen sollte auch dieser Off-Label-Use von UPA bekannt sein und ggf. zum Einsatz kommen (Rabe, 2013). Auch zur Behandlung von Blutungsstörungen unter hormonaler Kontrazeption wird UPA erfolgversprechend eingesetzt. So konnte in einer Studie gezeigt werden, dass durch UPA die Blutungstage bei Anwenderinnen von Etonogestrel-Implantaten reduziert wurden (Zigler, 2018). Auch bei Patientinnen mit rezidivierenden Blutungsstörungen unter LNG-IUS-Anwendung und Versagen anderer Behandlungen (Östradiol oder Doxycyclin) kann eine 10-tägige Therapie mit 5 mg UPA hilfreich sein (Römer, 2019).

> **Merke:** Bei akuten Blutungsstörungen kann UPA als Ultima Ratio erfolgreich eingesetzt werden (CAVE: Off-Label-Use). !

15.2 Adenomyosis

Große Erwartungen sind auch in die Anwendung von UPA in der Therapie der Adenomyosis gesetzt worden, zumal auch in den PEARL-Studien einige Patientinnen mit Adenomyosis in Unkenntnis der exakten Diagnose mitbehandelt wurden und dies offenbar zu guten klinischen Ergebnissen führte. Es wurde deshalb gezielt eine Studie initiiert (Ferrero, 2016), um auch mit MRT kontrollierte Befunde die Therapie bei UPA mit Adenomyosis zu prüfen. Diese brachten laut aktuellem Datenstand nicht die gewünschten klinischen Erfolge, da die Patientinnen nachfolgend zwar eine relativ gute Blutungsreduktion erzielten, aber die Schmerzsymptomatik der Adenomyosis insgesamt zunahm. Dies wurde in einer weiteren Untersuchung bestätigt (Conway, 2018). Auch die sonographischen Veränderungen korrelierten mit der Zunahme der Schmerzen unter UPA-Therapie bei Adenomyosis (Conway, 2018). Hingegen wurde bei Patientinnen, die sowohl eine Adenomyosis und Myome hatten, eine Besserung der Symptomatik durch UPA beobachtet (Gracia, 2018).

https://doi.org/10.1515/9783110549690-015

! **Merke:** SPRM sind zur Therapie der Adenomyosis-bedingten Schmerzen nicht effektiv.

15.3 Endometriose

Die Therapie der Endometriose mit SPRM findet ebenfalls eine große Beachtung. Größere Studien zu UPA liegen hier nicht vor. In Einzelfällen wurde über die erfolgreiche Therapie von Endometriose mit UPA berichtet. Bei der oft simultan vorkommenden Endometriose- und Myombehandlung dürfte UPA zumindest nicht von Nachteil sein. Liegen allerdings simultan beide Erkrankungen vor und ist eine langfristige Therapie geplant, sollte ggf. eine duale, symptomorientierte, alternierende Langzeittherapie erfolgen und dann das effektivste Medikament für Myome (UPA) und das für die Endometriose (Dienogest) angewendet werden. Eine aktuelle Cochrane-Analyse zur Endometriosetherapie mit SPRMs zeigt nur wenige valide Daten mit Ausnahme einer Mifepristontherapie. Dies führt im Vergleich zu Placebo zur signifikanten Besserung der Dysmenorrhoe und der Dyspareunie. Allerdings treten dabei auch erhebliche Nebenwirkungen auf und die Frage der notwendigen Dosis ist auch offen. Die Studien für die Anwendung von Asoprisnil und UPA bei Endometriosepatientinnen ergaben keine klaren Aussagen (Fu, 2017).

16 Spezielle Fragen zu UPA (Esmya®)

16.1 Kontrazeption während und nach einer Intervalltherapie mit Ulipristalacetat

Während bei der Behandlung von funktionellen Blutungsstörungen mit ausgewählten Gestagenen, den LNG-IUS oder kombinierten oralen Kontrazeptiva auch die Kontrazeption gesichert ist, besteht für UPA bei der Therapie myombedingter Blutungsstörungen keine sichere kontrazeptive Wirkung. Deshalb müssen mit der Patientin geeignete Methoden der Kontrazeption unbedingt erörtert werden. Während der 12-wöchigen Behandlungsphase mit UPA ist die Gabe von hormonellen Kontrazeptiva aufgrund der möglichen Interaktionen an Progesteronrezeptoren nicht möglich, so dass auf Barrieremethoden (Kondome oder Kupfer-IUD) zurückgegriffen werden sollte. Ein bereits liegendes LNG-IUS sollte vor der UPA-Behandlung eines Myoms entfernt werden, wobei die Datenlage hierzu unklar ist. Während der oft längeren Behandlungspause zwischen den Folgetherapieintervallen wird häufig eine Kontrazeption gewünscht und ist auch erforderlich, so dass hier neben Barrieremethoden ggf. ein Kupfer-IUD zum Einsatz kommen könnte. Letzteres findet allerdings bei den Patientinnen eine geringere Akzeptanz und ist bei submukösen oder cavumnahen intramuralen Myomen wegen der dadurch verursachten erneuten Blutungsproblematik auch nicht sinnvoll. Die Anwendung von kombinierten oralen Kontrazeptiva ist ebenfalls nicht zu empfehlen, da hier bei jedem Behandlungsbeginn wieder ein initial erhöhtes Thromboserisiko erneut zum Tragen käme. Somit haben Gestagenmonopräparate (Desogestrel) hier das günstigste Nutzen-Risiko-Verhältnis und sind daher für die längerfristigen therapiefreien Intervalle zu empfehlen. Ein individuelles Vorgehen mit umfassender Aufklärung ist hier erforderlich.

Zur Kontrazeption bei einer flexiblen Intervalltherapie mit UPA wird empfohlen: Barrieremethode, Kupferspirale (wenn keine submukösen Myome vorliegen) und als günstigste hormonelle Methode in den therapiefreien Intervallen die Anwendung des estrogenfreien Ovulationshemmers Desogestrel (DSG 75 µg; Ovulationshemmdosis 60 µg/Tag).

Einzelne Schwangerschaften auch unter der UPA-Therapie bestätigten die Notwendigkeit der Kontrazeptionsberatung (Hrgovic, 2017).

Merke: Vor einer UPA-Therapie ist eine Kontrazeptionsberatung unbedingt notwendig. !

https://doi.org/10.1515/9783110549690-016

16.2 Malignitätsrisiko (Sarkome, Endometriumkarzinome)

Die Problematik des Auftretens von Leiomyosarkomen wird in den letzten Jahren zumeist im Zusammenhang mit der Morcellation von Myomen diskutiert (Beckmann, 2015). Die Inzidenzzahlen zwischen Europa und den USA unterscheiden sich dabei deutlich. Die Inzidenz von Uterussarkomen in Deutschland liegt bei 1,3 % pro 100.000 Frauen (Beckmann, 2015). Das Risiko, z. B. zur unbeabsichtigten Morcellation von Leiomyosarkomen in größeren europäischen Studien, liegt im Bereich zwischen 1:4.791 (Lieng, 2015) und 1:5.316 (Bojahr, 2015) (Abb. 16.1, Abb. 16.2). Problematisch bleibt es, dass ein Sarkom mit keinem bildgebenden Verfahren sicher nachgewiesen werden kann, so dass maximal eine Eingrenzung des Risikos möglich ist (Beckmann, 2015). Es ist daher als Gynäkologe notwendig, das Sarkomrisiko zu kennen und die

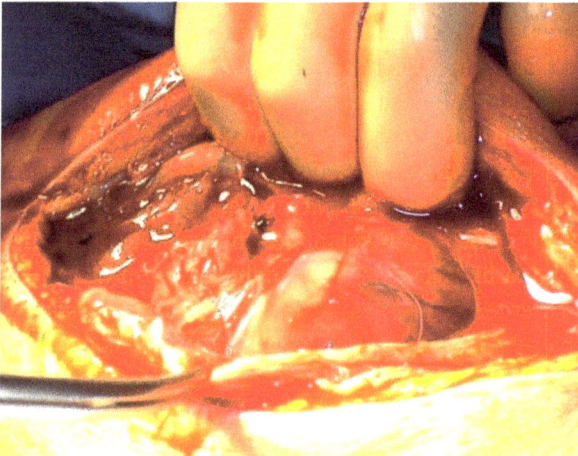

Abb. 16.1: Sarkomrezidiv nach LASH (Op-Situs).

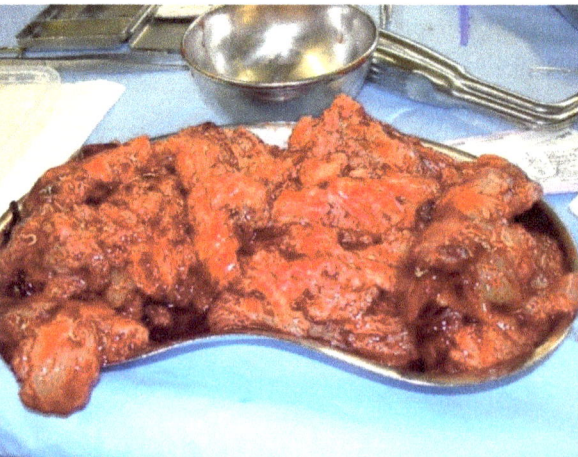

Abb. 16.2: Sarkomrezidiv nach LASH (Präparat).

Patientin entsprechend aufzuklären. Hier unterscheiden sich aber die medikamentösen Therapien nicht von anderen organerhaltenden Therapieverfahren. Daher ist dies insbesondere wichtig beim Durchführen von medikamentösen oder anderen organerhaltenden Therapien. Kommt es unter einer UPA-Therapie zu einem weiteren Wachstum der Myome und keiner Besserung der klinischen Symptomatik, ist eine Operation mit histologischer Abklärung notwendig (Römer, 2017). Dies wurde bereits auch bei der Behandlung mit GnRH-Analoga so empfohlen. Dies bedeutet aber nicht, dass es sich bei Myomen, die nicht auf UPA ansprechen, um Sarkome handelt. Blutungsstörungen mit sonographisch auffälligem Endometrium sollten vor Beginn der UPA-Therapie abgeklärt werden, um bereits vorliegende Endometriumkarzinome oder Präkanzerosen (atypische Hyperplasien) nicht zu übersehen (Römer, 2017; Römer, 2019). Dies kann mit einem sonographisch gestützten Gestagentest (12 Tage z. B. 4 mg Chlormadinonacetat) oder mittels Hysterektomie und Abrasio erfolgen (Römer, 2017). In einem Einzelfall wurde über ein Endometriumkarzinom unter UPA-Behandlung berichtet (Ignatov, 2017).

Merke: Unklare Blutungsstörungen müssen vor einer UPA-Therapie leitliniengerecht abgeklärt werden.

16.3 Thromboserisiko

Im Gegensatz zu kombinierten oralen Kontrazeptiva besteht bei UPA kein erhöhtes Thromboserisiko. Somit kann diese Therapie auch bei Risikopatientinnen angewendet werden. Es wurde weder in den Studien noch später über ein Thromboserisiko berichtet, so dass für UPA auch keine Kontraindikation bei thrombembolischen vorbelasteten Patientinnen besteht. Insbesondere in dieser Situation, wo durch einen thrombembolischen Risikofaktor eine Operation ein erhöhtes Risiko darstellt, spielt UPA eine wichtige Rolle in der Myomtherapie. So können gerade bei diesen Patientinnen risikobehaftete Operationen vermieden werden.

Merke: Thrombembolische Risikofaktoren sind keine Kontraindikation für eine UPA-Therapie.

16.4 UPA-Effekte auf die Brust

Es liegen keine gezielten Daten zu UPA-Anwendung und Mammakarzinomrisiko vor. Es dürfte hier aber aus endokrinologischen Überlegungen keine Kontraindikation bestehen. Es gibt sogar einige histopathologische Untersuchungen, die zeigen, dass selektive Progesteronrezeptormodulatoren einen positiven Effekt bei benignen Mammaerkrankungen haben (Engmann, 2008). In experimentellen Arbeiten konnte gezeigt werden, dass UPA keinen negativen Effekt auf die Brust hat (Communal, 2012; Esber, 2015). In einer Subgruppe von Mammakarzinomen wird sogar ein potenzieller therapeutischer Effekt diskutiert (Communal, 2016).

16.5 Prophylaktische UPA-Anwendung bei Patientinnen mit Kinderwunsch und asymptomatischem Uterus myomatosus

Auch bei Kinderwunschpatientinnen mit asymptomatischem Uterus kann eine Therapie mit UPA sinnvoll sein. Allerdings gibt es hierzu keine speziellen Untersuchungen und keine Zulassung. Diesbezüglich sind weitergehende Studien erforderlich, um entsprechende Empfehlungen aussprechen zu können. Bestehen bei jüngeren Patientinnen Myome und der Kinderwunsch ist erst in einigen Jahren relevant, sollte dieses Konzept überlegt werden. Entscheidend sind hier Größe und Lage der Myome (Abb. 16.3). Die Entscheidung zwischen kontrolliertem Abwarten und medikamentöser oder operativer Therapie ist stets individuell zu treffen. Allerdings dürfte die Entscheidung pro UPA-Anwendung durch die Besonderheiten der notwendigen Überwachung nach dem Risikobewertungsverfahren in der Praxis noch zurückhaltender sein und muss in der spezifischen Situation individuell entschieden werden.

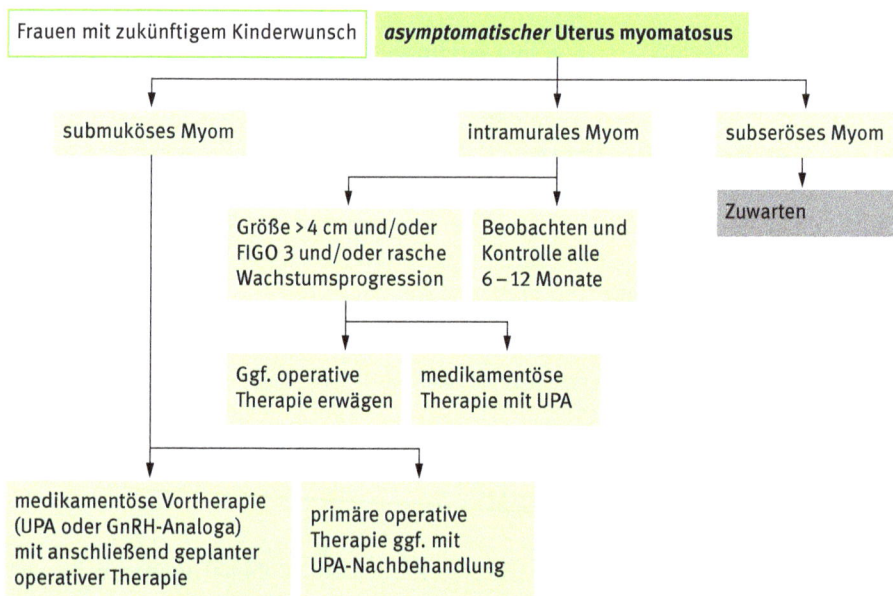

Abb. 16.3: Behandlung des asymptomatischen Uterus myomatosus bei Frauen mit zukünftigem Kinderwunsch (Hadji, 2017).

Merke: Bei asymptomatischen Myomen und Kinderwunsch ist zumeist ein expektatives Management gerechtfertigt.

16.6 Schwangerschaft während und nach UPA

16.6.1 Schwangerschaft während der UPA-Anwendung

Der Eintritt einer Schwangerschaft unter UPA-Anwendung ist ein extrem seltenes Ereignis, wenn die Patientinnen entsprechend aufgeklärt sind. Sollte es zum Eintritt einer Schwangerschaft kommen, gibt es keine speziellen Daten, die etwas über den weiteren Schwangerschaftsverlauf aussagen. Allerdings gibt es Daten von Patientinnen, die bei Versagern von 30 mg UPA als Notfallkontrazeptiva schwanger geworden sind. Hier wird über keine erhöhten Fehlbildungen bei diesen Kindern berichtet. In der Realität dürfte es sich so darstellen, dass hier das Alles-oder-Nichts-Gesetz gilt. Falls UPA einen entsprechenden Effekt auf die Schwangerschaft hat, dürfte es hier am ehesten zu einem frühen Abort kommen. Die Patientinnen sind dann in diesem Fall über die fehlende Datenlage aufzuklären und ggf. die Schwangerschaft engmaschiger zu überwachen. Es konnte über erfolgreiche Schwangerschaftsverläufe auch bei unter UPA-Therapie entstandenen Graviditäten berichtet werden (Hrgovic, 2017). In einer aktuellen Arbeit wurden 5 Schwangerschaften dokumentiert, die zwischen 10 und 30 Tagen nach Beginn der UPA-Applikation eingetreten sind, wobei 3 mit Lebendgeburten endeten (De Gasperis-Brigante, 2018).

16.6.2 Schwangerschaft nach UPA

Hierzu gibt es inzwischen zahlreiche Fallberichte zu Schwangerschaften nach UPA-Therapie (Luyckx, 2014; Monleon, 2014), da UPA auch gerade bei Kinderwunschpatientinnen zur präoperativen Therapie eingesetzt wurde oder auch zur Therapie vor IVF-Behandlungen, um Myome zu verkleinern. Insgesamt wurde über 71 Schwangerschaften nach UPA berichtet, wobei 50 mit Lebendgeburten endeten (De Gasperis-Brigante, 2018). Diese Schwangerschaften verliefen ohne besondere Auffälligkeiten. Nach Myomoperationen sind auch die empfohlenen Wartezeiten unbedingt einzuhalten (Tab. 21.1). Offen ist noch, inwieweit eine Problematik besteht, wenn es zu einer Schwangerschaft unmittelbar nach UPA kommt und ein PAEC-Endometrium vorliegt. Valide Daten hierzu gibt es nicht. Empfehlenswert wäre sicherlich auch unter dem Aspekt der Sicherheit, da es sich ausschließlich um eine benigne Endometriumveränderung handelt, 2 Monate bis zur Rückbildung des PAEC-Endometriums abzuwarten. Ansonsten gilt zur Abklärung der Endometriumveränderungen der dargestellte Therapiealgorithmus (Abb. 13.20).

Merke: Vor einer weiteren Kinderwunschbehandlung nach UPA-Therapie sollte eine sonographische Endometriumkontrolle erfolgen.

17 Aktuelles zum Risikobewertungsverfahren und praktische Konsequenzen

Im November 2017 wurde durch die Europäische Gesundheitsbehörde ein Risikobewertungsverfahren für UPA (Esmya®) eingeleitet, da Meldungen über schwere Leberschädigungen bei einzelnen Patientinnen unter UPA-Therapie gemeldet wurden.

17.1 Arzneimittelinduzierte Leberschäden – ein Überblick

Arzneimittelinduzierte Leberschäden sind in ihren Ursachen vielfältig und nicht immer sicher abzuklären. Zum besseren Verständnis des nachfolgenden Verfahrens wird zunächst eine Übersicht über die Problematik gegeben.

Es gibt unterschiedliche Wege der Leberwerterhöhung und ggf. Leberschädigung durch Medikamente (Tab. 17.1).

Neben Umweltfaktoren spielen auch genetische Faktoren eine wichtige Rolle. Lipophile Medikamente haben ein höheres Risiko für eine Lebertoxizität (Tab. 17.2).

Informationen zu typischen Medikamenten der Lebertoxizität finden sich in den jeweiligen Fachinformationen und unter LiverTox® (http://livertox.nih.gov/) (Tab. 17.3).

Lebertoxische Schädigungen werden als DILI bezeichnet und bedürfen einer speziellen, meist aufwendigen Diagnostik (Tab. 17.4). Dies ist eine seltene Nebenwirkung von Medikamenten mit einer geschätzten jährlichen Inzidenz von 2–19 Fällen pro 100.000 Personen in Europa (Björnsson, 2013; Sgro, 2002).

Aufgrund der Leberparameterkonstellation wird das DILI differenziert (Tab. 17.5).

Tab. 17.1: Leberwerterhöhung durch Medikamente: zwei Wege der Schädigung (Teschke, 2002).

Hepatotoxine		„Hepatoallergene"
toxische Leberschädigung – vorhersagbar – dosisabhängig – im Tierversuch reproduzierbar		Idiosynkratische Leberschädigung – nicht vorhersagbar – dosisunabhängig – Risikozunahme durch Re-Exposition
direkte Schädigung durch die Substanz – Amanita	indirekte Schädigung durch toxisches Zwischenprodukt – Paracetamol	– Augmentan – Isoniazid – Phenprocoumon (Marcumar)

https://doi.org/10.1515/9783110549690-017

Tab. 17.2: Ursachen der Hepatotoxizität (Teschke, 2002).

Umweltfaktoren		Genetische Faktoren
	Medikament	
	↓	
Enzyminduktion (Rauchen, Medikamente, Alkohol) Glutathionreserven (Fasten, Alkohol) Steatose	**Metabolismus**	Polymorphismen Enzyme und Transporter
	↓	
Infektionen? Immunmediatoren?	**(immunvermittelte) Schädigung**	Alter, Geschlecht Immunopolymorphismen, HLA?

Tab. 17.3: Typische Arzneimittel und ihre Wirkung auf die Leber (Navarro, 2006)

Hepatozellulär (GPT erhöht)	Cholestatisch (AP und Bilirubin erhöht)	Hepatozellulär und cholestatisch (AP und GPT erhöht)
NSAIDs	Östrogene	Enalapril
Omeprazol	orale Kontrazeptiva	Captopril
Paracetamol	Amoxicillin-Clavulansäure	Trazodon
Statine	anabole Steroide	Verapamil
Tetracyclin	Clopidogrel	Sulfonamide

Tab. 17.4: Diagnostik des DILI (Drug-induced liver injury).

Anamnese	Labor	Andere Leberpathologien?	Weitere Leberfunktionen!!
– typische Medikamente? – zeitlicher Zusammenhang mit Medikamenteneinnahme – allergische Reaktionen – Besserung nach Absetzen? Eskalation nach erneutem Ansetzen	ALT, AST, AP, GGT	– DILI = Ausschlussdiagnose – z. B. HAV, HBV, HCV, HEV, AIH – Sonographie – Histologie	Quick, Bilirubin

Tab. 17.5: Definition des DILI (Teschke, 2002; Althal, 2017).

Parameter	Hepatozellulärer Leberschaden	Cholestatischer Leberschaden	Gemischter Leberschaden
ALT	> 5 N	–	> 2 N
AP	–	> 2N	> 2 N
ALT/AP*	≥ 5	≤ 2	2–5

*Ausgedrückt als Verhältnis der oberen Normwerte.

Zur Therapie des DILI sind folgende Maßnahmen sinnvoll (Hadem, 2008):
1. Absetzen des Medikaments bei „echtem" DILI
2. Meiden anderer potenziell hepatotoxischer Medikamente
3. Spezielle Therapie (z. B. N-Acetylcystein bei Paracetamol)
4. Symptomatische Therapie (Juckreiz?, Vitamin-K-Mangel?)
5. Ursodeoxycholsäure?
6. Steroide?
7. Plasmapherese?
8. Rechtzeitige Listung zur Transplantation

In der Praxis ist eine toxische Hepatitis schwierig zu verhindern, vorherzusagen und vor allem schwierig zu diagnostizieren. Eine ausführliche Anamnese (insbesondere aller Medikamente und auch Herbals) ist erforderlich. Andere wichtige Leberpathologien müssen berücksichtigt werden. Ein sofortiger Stopp der Medikation ist in jedem Verdachtsfall erforderlich.

17.2 Ursachen und zeitlicher Ablauf des PRAC-Verfahrens

Nach entsprechender Meldung der schwerwiegenden Leberschäden wurde ein entsprechendes Risikobewertungsverfahren eingeleitet (Abb. 17.1, Abb. 17.2).

Apr 17	Sep 17	Nov 17	Dez 17	Jan 18	Feb 18
Einreichung PSUR*	Prüfung PSUR*	PRAC Meeting	PRAC Entscheidung	PRAC Meeting	PRAC Entscheidung

1. Patientin	Review eines potentiellen Risikos von *Drug-induced liver injury* (DILI) wurde angefordert	1. Patientin	Diese 3 Fälle führten zur Einleitung des Artikel 20 Verfahrens	1. Patientin	Durch das Auftreten eines 4. Falles kam es zur Implementierung der zwischenzeitlichen Maßnahmen***
2. Patientin		2. Patientin		2. Patientin	
3. Patientin		3. Patientin		3. Patientin	
				4. Patientin**	

| **3 Fälle** von akutem Leberversagen und nachfolgender Transplantation | | **3 Fälle** von akutem Leberversagen und nachfolgender Transplantation | | **4 Fälle** von akutem Leberversagen und nachfolgender Transplantation | |

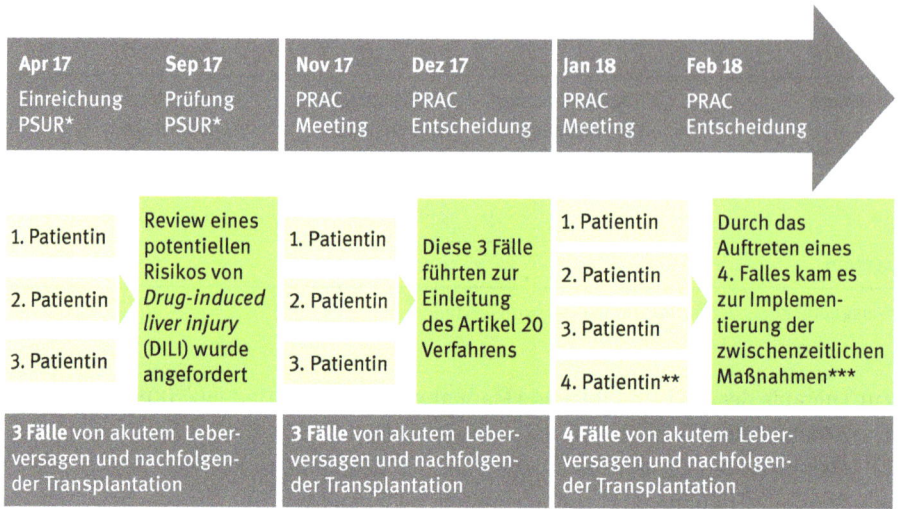

* PSUR=Periodic Safety Update Report,
** Patientin verstarb einige Monate nach der Transplantation an einer Sepsis,
*** keine Einstellung von neuen ESMYA®-Patientinnen und kein Beginn von neuen Behandlungsintrvallen mit ESMYA®

Abb. 17.1: Ablauf des PRAC-Verfahrens. *PSUR = Periodic Safety Update Report, **Patientin verstarb einige Monate nach der Transplantation an einer Sepsis, ***keine Einstellung von neuen Esmya®-Patientinnen und kein Beginn von neuen Behandlungsintervallen mit Esmya®

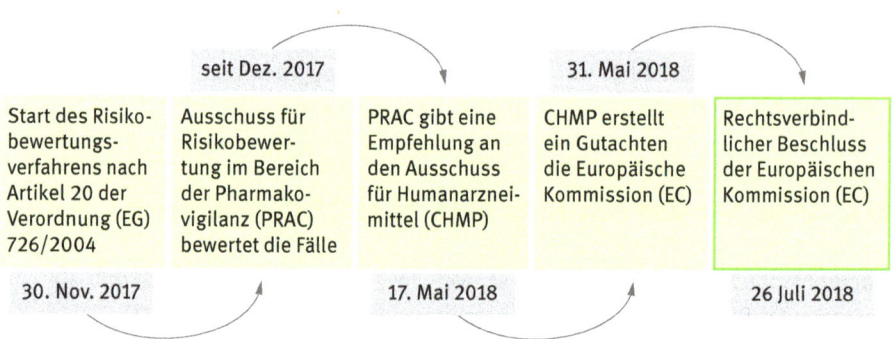

	seit Dez. 2017		31. Mai 2018	
Start des Risikobewertungsverfahrens nach Artikel 20 der Verordnung (EG) 726/2004	Ausschuss für Risikobewertung im Bereich der Pharmakovigilanz (PRAC) bewertet die Fälle	PRAC gibt eine Empfehlung an den Ausschuss für Humanarzneimittel (CHMP)	CHMP erstellt ein Gutachten die Europäische Kommission (EC)	Rechtsverbindlicher Beschluss der Europäischen Kommission (EC)
30. Nov. 2017		17. Mai 2018		26 Juli 2018

Abb. 17.2: Zeitlicher Ablauf des Risikobewertungsverfahrens.

17.3 Untersuchungen im Risikobewertungsverfahren

Zunächst erfolgte eine Beurteilung der vorliegenden Studiendaten von UPA, die keine besonders relevanten Auffälligkeiten der Leberwerte zeigten (Tab. 17.6, Tab. 17.7). In der klinischen Praxis wurden bis zum Zeitpunkt des Beginns des Verfahrens ca. 750.000 Patientinnen in 85 Ländern mit UPA behandelt.

Auch in einer Studie mit insgesamt 8 Behandlungsintervallen traten keine lebertoxischen Effekte auf.

Die retrospektive Analyse der Patientinnen mit schweren Leberschädigungen zeigt zumeist relevante Vorerkrankungen der Leber (Tab. 17.8).

Tab. 17.6: Analyse der Leberwerte in den Phase-I- bis -III-UPA-Zulassungsstudien.

Studien	Ergebnisse
Phase I	keine Auffälligkeiten (167 Patienten erhielten täglich Dosen von 2,5 bis 50 mg)
Phase II	keine hepatotoxischen Effekte (täglich Dosen von 5 bis 20 mg)
Phase III	1.556 Patientinnen 5 und 10 mg UPA, bis zu insgesamt 8 dreimonatige Behandlungsintervalle Überprüfungen der Laborparameter, ALT oder AST > 3 ULN als Grenzwerte: 8 Fälle von > 3ULN Im Verlauf stellte sich in allen Fällen Normwerte ein.

Tab. 17.7: Erhöhte Transaminasewerte GPT und/oder GOT während klinischer Phase-III-Studien (Donnez, 2018).

Laborwert	5 mg UPA (N = 678), n (%)	10 mg UPA (N = 878), n (%)	Laborwert
GPT oder GOT > 3 × oberer Normwert	0	8 (0,9)	GPT oder GOT > 3 × oberer Normwert
GPT oder GOT > 5 × oberer Normwert	1 (0,1)	2 (0,2)	GPT oder GOT > 5 × oberer Normwert
GPT oder GOT > 10 × oberer Normwert	0	0	GPT oder GOT > 10 × oberer Normwert

Tab. 17.8: Retrospektive Analyse der Patientinnen mit Leberschädigung.

Fall	Befund
Fall 1: Portugal, (55 J.)	Die pathologischen Befunde der explantierten Leber und die früh einsetzenden, unspezifischen Symptome deuten auf eine bereits vorhandene Lebererkrankung hin.
Fall 2: Frankreich, (58 J.)	Die pathologischen Befunde der explantierten Leber deuten auf eine bereits vorhandene chronische hepatische Erkrankung durch Zirrhose hin.
Fall 3: Frankreich, (45 J.)*	Eine fulminante Hepatitis, verursacht durch Humanes Herpes Virus 6, kann nicht ausgeschlossen werden.
Fall 4: Deutschland (46 J.)*	Eine Hepatitis-E-Infektion (HEV), die eine fulminanten Verlauf haben kann, kann nicht gänzlich ausgeschlossen werden. Patientin ist einige Monate nach der Lebertransplantation, aufgrund einer unkontrollierbaren Sepsis durch eine Therapie mit Immunsuppressiva, verstorben.

* Zusammenhang mit der Anwendung von Esmya® zu beobachten

17.4 Anpassung der Indikation und praktische Umsetzung

Aufgrund der Verfahren erfolgte im Juli 2018 die entsprechende Indikationsmodifikation, wobei weiterhin 2 Indikationen bestehen.

Neue Indikationen (Fachinformation Esmya® – Juli 2018)

1. Ulipristalacetat ist indiziert für **ein Behandlungsintervall (= 3 Monate) zur präoperativen Behandlung** mittlerer bis starker Symptome durch Gebärmutter-Myome bei erwachsenen Frauen im fortpflanzungsfähigen Alter, für die eine Operation vorgesehen ist.

2. UPA ist indiziert zur **Intervalltherapie** mittlerer bis starker Symptome durch Gebärmutter-Myome bei erwachsenen Frauen im fortpflanzungsfähigen Alter, **für die eine Operation nicht infrage kommt.**

In der klinischen Praxis ist die Erfassung von Lebererkrankungen sehr wichtig. Zu den häufigsten Lebererkrankungen gehören die Fettleber oder die alkoholische Fettleberhepatitis und andere Formen alkoholbedingter Lebererkrankungen. Auch alle Formen der Virushepatitis (A–E) sowie autonome Lebererkrankungen müssen anamnestisch erfasst werden (Hadji, 2019). Der Morbus Meulengracht, bei dem das Bilirubin durch einen Enzymdefekt erhöht ist, stellt bei normalen Transaminasen prinzipiell keine UPA-Kontraindikation dar. Bei einer ausgeheilten Lebererkrankung mit normalen Transaminasen (z. B. Hepatitis C) ist nach 6 Monaten eine UPA-Therapie möglich (Hadji, 2019). Die zwingende Durchführung entsprechender Leberfunktionstests vor, während und nach der UPA-Therapie ist Bestandteil des Behandlungsplans (Tab. 17.9).

Neben medizinischen Gründen ist auch der Wunsch der Patientin eine eindeutige rechtskonforme Indikation für die Anwendung von UPA (Tab. 17.10).

Tab. 17.9: Risikominimierungsmaßnahmen für die Behandlung mit UPA (Hadji, 2019).

Kontraindikation	UPA darf nicht bei Frauen mit *bestehenden Lebererkrankungen* angewendet werden.
Ärztliche Betreuung	Die Behandlung mit UPA muss von Ärzten eingeleitet und überwacht werden, *die mit der Diagnose und Behandlung von Gebärmutter-myomen vertraut* sind.
Überwachung der Leberfunktion	– *Leberfunktionstests*, bestehend aus der Bestimmung der beiden Transaminasen *GPT* (Glutamat-Pyruvat-Transaminase = Alanin-Aminotransferase, ALT) und *GOT* (Glutamat-Oxalacetat-Trans-aminase = Aspartat-Aminotransferase, AST) müssen vor Beginn jedes Behandlungsintervalls, einmal monatlich *während der ersten beiden Behandlungsintervalle* und 2–4 Wochen nach Be-endigung jeder Behandlung durchgeführt werden. – Die Behandlung mit UPA darf nicht begonnen werden, wenn die Transaminasen GPT/ALT oder GOT/AST den oberen Normwert um mehr als das Zweifache überschreiten (isoliert oder in Kom-bination mit einem Bilirubin-Wert, der den oberen Normwert um mehr als das Zweifache überschreitet). Die Behandlung mit UPA muss abgebrochen werden, wenn die GPT/ALT oder GOT/AST den oberen Normwert um mehr als das Dreifache überschreitet.
Hinweis für Patientinnen	– Patientinnen sollen mit Hilfe der neu eingeführten *Patientenkarte* zu den Hintergründen und der Planung von regelmäßig durch-zuführenden Leberfunktionstests informiert werden. – Patientinnen sind darauf hinzuweisen, dass sie ihren Arzt kon-taktieren müssen, falls sie Symptome einer Leberschädigung (z. B. Müdigkeit, Gelbfärbung der Haut, dunkler Urin, heller Stuhl, Übelkeit und Erbrechen) entwickeln. Die Patientenkarte finden Sie zum Download auf der Homepage des pharmazeutischen Unternehmens unter www.gedeonrichter.de oder auf den Seiten des BfArM unter www.bfarm.de.

Tab. 17.10: Indikationen bei Patientinnen, für die eine Operation nicht infrage kommt.

Medizinische Gründe	Patientinnenwunsch
Frauen mit Risikofaktoren (z. B. Anämie, Übergewicht, Diabetes, Bluthochdruck)	Frauen, die schwanger werden möchten
Unklarer Einfluss auf die Fertilität	Wunsch nach Fertilisationserhalt
Hohe Rezidivrate nach fertilitätserhaltenden Operationen	Prämenopausale Patientin mit Wunsch nach Organerhalt
	Patientin mit Wunsch, eine Operation zu vermeiden oder zu verschieben

Eine exakte Dokumentation der Aufklärung ist verpflichtend notwendig. Dazu gehört auch die ICD10-Codierung D25 + Symptom (N92, N93, N94, N96, N97, D50). Die Inhalte der Patientenkarte sollten besprochen und dies entsprechend dokumentiert werden (Abb. 17.3).

Merke: Die Indikation für die UPA-Therapie und die umfassende Aufklärung sollte exakt dokumentiert werden.

Weitere Leberenzyme, wie Bilirubin (direktes Bilirubin), GGT bzw. γ-GT (Gamma-Glutamyl-Transferase), GLDH (Glutamat-Dehydrogenase), AP (Alkalische Phosphatase) müssen primär nicht zur Therapieüberwachung gemessen werden.

Die Anwendung weiterer möglicher lebertoxischer Medikamente sollten bei Anwendung von UPA möglichst vermieden werden bzw. die Lebertoxizität sollte bei der Auswahl (z. B. Antibiotika) beachtet werden (Hadji, 2019).

Damit musste auch der Therapiealgorithmus entsprechend modifiziert werden. Die Ergebnisse des Risikobewertungsverfahrens wurden im folgenden neuen Schema berücksichtigt (Abb. 17.4, Abb. 17.5) (Hadji, 2019).

Merke: Eine Überwachung der Leberwerte (GPT, GOT) entsprechend der Vorgaben ist zwingend notwendig.

Esmya® 5 mg Tabletten Patientenkarte

Diese Patientenkarte zur Anwendung von Ulipristalacetat wurde als zusätzliche risikominimierende Maßnahme mit der Zulassung des Arzneimittels beauflagt, um das Risiko des Auftretens von schwerwiegenden Nebenwirkungen zu reduzieren und das Nutzen-Risiko-Verhältnis von Ulipristalacetat zu erhöhen. Sie soll sicherstellen, dass Patientinnen, die Ulipristalacetat einnehmen, die besonderen Sicherheitsanforderungen kennen und berücksichtigen.

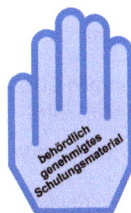

Was Sie vor der Anwendung wissen müssen

Esmya kann Nebenwirkungen haben, die aber nicht bei jeder Patientin auftreten. Eine mögliche Nebenwirkung ist eine schwere Leberschädigung.
Diese Karte informiert Sie darüber, welche Bluttests während Ihrer Behandlung durchgeführt werden, und was Sie tun müssen, wenn Nebenwirkungen in Zusammenhang mit der Leber auftreten.

Nehmen Sie Esmya nicht ein, wenn Sie Leberprobleme haben. Informieren Sie Ihren Arzt, wenn Sie wissen, dass Sie Leberprobleme haben oder wenn Sie Zweifel hinsichtlich des Zustands Ihrer Leber haben.

Was Sie während und nach Ihrer Behandlung tun müssen

Regelmäßige Bluttests durchführen lassen

Vor Beginn jedes Behandlungsintervalls müssen Bluttests durchgeführt werden, um die Funktion Ihrer Leber zu überprüfen. Aufgrund der Testergebnisse wird Ihr Arzt dann entscheiden, ob die Behandlung mit Esmya für Sie geeignet ist.

Während der Behandlung mit Esmya wird Ihr Arzt regelmäßig Bluttests zur Überprüfung der Leberfunktion durchführen. Diese Tests müssen einmal monatlich sowie einige Wochen nach Abschluss der Behandlung durchgeführt werden (siehe nachstehenden Zeitplan). Diese Bluttests informieren Ihren Arzt über die Funktion Ihrer Leber und sind unerlässlich bei der Überwachung Ihrer Behandlung.

behördlich genehmigtes Schulungsmaterial

GEDEON RICHTER

esmya®
Ulipristal acetate

Abb. 17.3: Patientenkarte (Esmya®).

Beispiel des neuen Therapieschemas für eine Intervall-Therapie

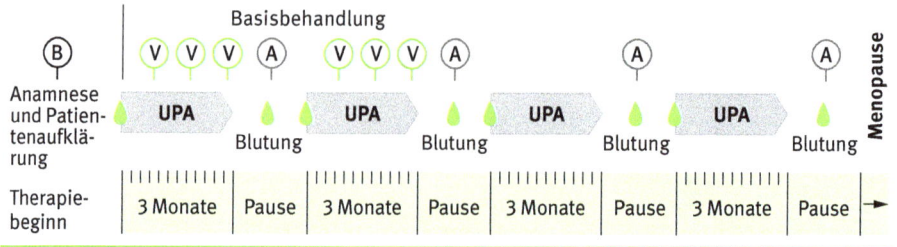

Basisbehandlung

(B) (V) (V) (V) (A) (V) (V) (V) (A) (A) (A)

Menopause

Anamnese und Patientenaufklärung

UPA   UPA   UPA   UPA

Blutung   Blutung   Blutung   Blutung

Therapiebeginn

| 3 Monate | Pause | 3 Monate | Pause | 3 Monate | Pause | 3 Monate | Pause |

Kontrolle GOT/AST[1] und GPT/ALT[2]	**Messzeitpunkt**	**Start bzw. Fortführung der Therapie, wenn …**
(B) **Basiswerte**	**Max. 4 Wochen** vor dem ersten UPA-Intervall	Transaminasen **< 2-fach** oberer Normwert
(V) **Verlaufswerte**	**1 × monatlich** während der ersten beiden UPA-Intervalle	Transaminasen **< 3-fach** oberer Normwert
(A) **Abschlusswerte**	**2–4 Wochen** nach jedem UPA-Intervall	Transaminasen **< 2-fach** oberer Normwert

Pause: 2 Menstruationszyklen/ca. 8 Wochen

[1]GOT/AST = Glutamat-Oxalacetat-Transaminase/Aspartat-Aminotransferase
[2]GPT/ALT = Glutamat-Pyruvat-Transaminase/Alanin-Aminotransferase

Abb. 17.4: Das neue Therapieschema für eine Intervalltherapie 2019 (Hadji, 2019).

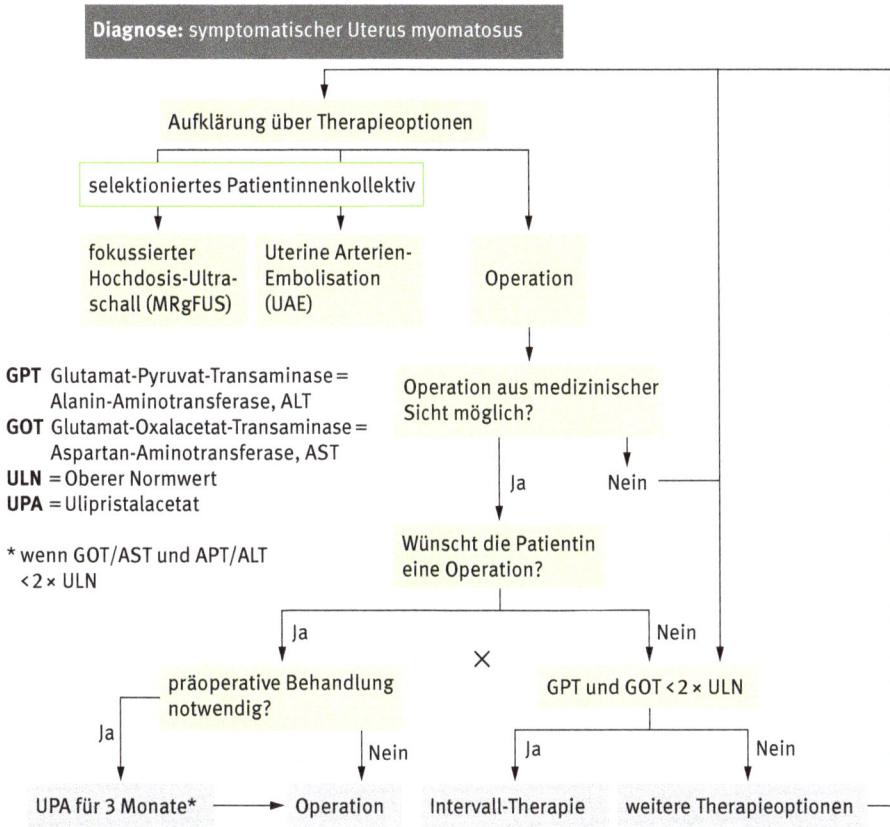

Diagnose: symptomatischer Uterus myomatosus

Aufklärung über Therapieoptionen

selektioniertes Patientinnenkollektiv

fokussierter Hochdosis-Ultraschall (MRgFUS)

Uterine Arterien-Embolisation (UAE)

Operation

GPT Glutamat-Pyruvat-Transaminase = Alanin-Aminotransferase, ALT
GOT Glutamat-Oxalacetat-Transaminase = Aspartan-Aminotransferase, AST
ULN = Oberer Normwert
UPA = Ulipristalacetat

* wenn GOT/AST und APT/ALT
< 2 × ULN

Operation aus medizinischer Sicht möglich?

Ja   Nein

Wünscht die Patientin eine Operation?

Ja   Nein

präoperative Behandlung notwendig?

GPT und GOT < 2 × ULN

Ja   Nein   Ja   Nein

UPA für 3 Monate* ⟶ Operation   Intervall-Therapie   weitere Therapieoptionen

Abb. 17.5: Aktueller Therapiealgorithmus (Hadji, 2019).

18 Neuentwicklungen in der medikamentösen Myomtherapie

Weitere Entwicklungen mit selektiven Progesteronmodulatoren wurden bisher mit Vilaprisan durchgeführt (Möller, 2018). Nachdem die ersten vielversprechenden Studien der Phase 2 auch publiziert worden sind, zeigte sich hier ein offensichtlich sehr günstiges Blutungsprofil (Schütt, 2016; Melis, 2018), wobei allerdings andere, auch längere Therapieschemata angewendet wurden. Derzeit laufen in weiteren Phase-3-Studien Untersuchungen bezüglich der Effektivität als auch in weiteren Studien der Vergleich zum UPA. Es dürfte hier interessant sein, welche relevanten Unterschiede zu UPA bestehen. Insbesondere unter dem Aspekt der bekannten Nebenwirkungen von UPA in den letzten Monaten wird hier auch der Fokus besonders auf die regelmäßige Kontrolle der Leberwerte zu legen sein. Auch Endometriumveränderungen sind in ähnlicher Weise zu erwarten bzw. zu überwachen, wie bei allen anderen Progesteronrezeptormodulatoren (Melis, 2018). Eine weitere neue Entwicklung stellt der GnRH-Antagonist Elagolix dar. In der Endometriosetherapie zeigt sich eine gute Effektivität. Das Nebenwirkungsprofil bei der vorliegenden Studie dürfte sich jedoch für die Endometriose oberhalb der von der Anwendung von zugelassenen Gestagenen bewegen, aber geringer sein als die bei der Anwendung von GnRH-Analoga. Auch die Studien zur Myomtherapie zeigten erfolgversprechende Daten. Es konnte gezeigt werden, dass es zu einer Blutungsreduktion beim Uterus myomatosus kommt. Der hypoestrogene Effekt am Knochen erfordert aber eine Add-back-Therapie mit niedrigdosierten Östrogen/Gestagen-Präparaten (Archer, 2017; Carr, 2018), so dass eine Langzeitanwendung kritisch zu sehen ist. Interessant dürfte somit die Neuentwicklung einer fixen oralen Kombination des GnRH-Antagonisten Relugolix mit Östradiol/NETA sein, die in der Myomtherapie erste erfolgversprechende Daten zeigen (Lukes, 2017).

https://doi.org/10.1515/9783110549690-018

19 Ausgewählte Kasuistiken der UPA-Therapie

19.1 Präoperative UPA-Therapie vor einer Hysterektomie

Bei der 50-jährigen Nullipara ist in der Anamnese 2007 eine laparoskopische Zysten-exstirpation bekannt. 2012 erfolgte bei einem Herzinfarkt eine Stenteinlage. Die Patientin nimmt derzeit ASS 100 ein. Die Patientin stellt sich mit rezidivierenden Hypermenorrhoen vor. Der Hb-Wert beträgt 8,0 g/dl, dies entspricht laut WHO-Kriterien einer schweren Anämie. Die Patientin wird auch bereits seit einigen Monaten oral eisensubstituiert. Bei der Untersuchung findet sich eine unauffällige Zytologie (Pap II) sowie ein mehrknolliger Uterus myomatosus mit multiplen Myomen bis 6 cm. Die Patientin wünscht nach ausführlicher Aufklärung die laparoskopisch suprazervikale Hysterektomie. Aufgrund der Anämie bei der Risikopatientin und Zustand nach Myokardinfarkt wird ab Januar 2013 eine Therapie mit UPA begonnen. Nach 5 Tagen ist die Patientin blutungsfrei. Die Patientin hat keine Nebenwirkungen, keine weiteren Blutungen und die Myome sind deutlich kleiner. Das größte Myom ist jetzt 4,5 cm im Durchmesser. Der präoperative Hb-Wert liegt jetzt bei 12,3 g/dl. Es wird dann die geplante Operation durchgeführt. Es erfolgt eine komplikationslose laparoskopisch suprazervikale Hysterektomie sine Adnexe (Abb. 19.1). Es treten keine intra- und postoperativen Komplikationen auf. Die Histologie ergibt einen mehrknolligen Uterus myomatosus, der unauffällig ist. Die Patientin wird am 3. postoperativen Tag entlassen. Der Hämoglobinwert am 2. postoperativen Tag beträgt 11,7 g/dl. Die Histologie zeigt einen 710 g schweren Uterus mit zahlreichen bis 4,8 cm großen Myomen und einer fokal geringen Adenomyosis.

Merke: Der Einsatz von UPA in der vorliegenden Situation zur Therapie der sekundären Anämie bei der Hochrisikopatientin (Zustand nach Myokardinfarkt) senkt das intra- und postoperative Risiko, besonders auch unter dem Aspekt der kardiologischen Vorerkrankung.

https://doi.org/10.1515/9783110549690-019

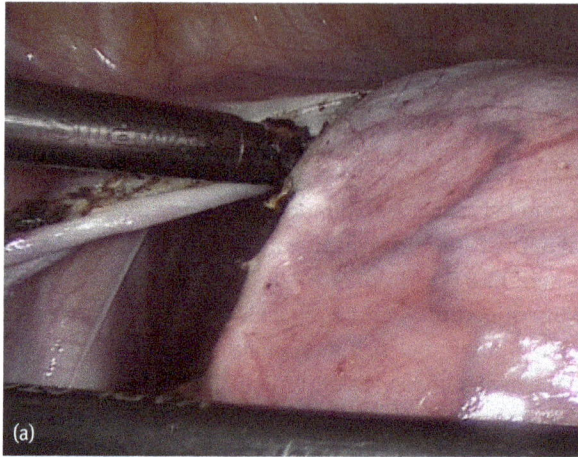

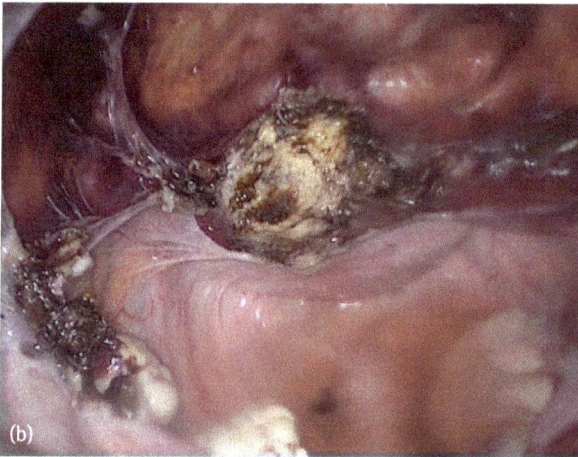

Abb. 19.1: Uterus myoma-
tosus (710 g), (a) LASH nach
UPA-Vorbehandlung. (b) Endsitus, Zervixstumpf nach LASH.

19.2 Präoperative UPA-Therapie bei einer Risikopatientin mit Anämie

Eine 49-jährige Patientin kommt akut mit Unterbauchbeschwerden in die Notaufnah-
me der Chirurgischen Abteilung. Es bestehen außerdem Metrorrhagien und erhöhte
Entzündungswerte (erhöhter CRP- und Leukozytenwert). Die Einweisungsdiagnose
des behandelnden Hausarztes lautet: inkarzerierte Hernie.

Durch die Chirurgische Abteilung wird daher zunächst eine CT veranlasst. Bei
der CT wird ein großer Uterus myomatosus mit einer Endometriumhyperplasie bei
liegender Spirale diagnostiziert. Differenzialdiagnostisch wird durch den Radiologen
auch ein metastasierendes Endometriumkarzinom erwogen. Der Hämoglobinwert beträgt 5,7 g/dl. Die Patientin gibt an, dass sie seit Jahren unter Hypermenorrhoen leidet
und eine orale Eisensubstitution durch den Hausarzt erhält.

Bei der jetzt veranlassten gynäkologischen Untersuchung findet sich ein mehrknolliger Uterus myomatosus mit liegendem IUD. Aufgrund des CT-Befunds und der Metrorrhagien wird daher zunächst die Indikation zur Hysteroskopie und Abrasio sowie IUD-Entfernung gestellt. Der IUD liegt nach Angaben der Patientin seit 15 Jahren, gynäkologische Vorsorgeuntersuchungen fanden seitdem nicht mehr statt.

Bei der Hysteroskopie lässt sich aufgrund der Größe des Uterus (Sondenlänge 14 cm) keine intrauterine Übersicht erzielen. Es erfolgt dann die mühelose Entfernung der seit 15 Jahren liegenden Spirale und die fraktionierte Abrasio. Zusätzlich hatte die Patientin noch einen deutlichen Abszess in der Bauchdecke, der auch die deutlich erhöhten Entzündungswerte erklärt. Dieser wird eröffnet und gespült. Die Histologie des Corpusabradats ergibt eine chronische Endometritis, vermutlich in Folge der langen Liegedauer des IUD. Eine atypische Endometriumhyperplasie und Karzinome können histologisch ausgeschlossen werden. Die Patientin wird jetzt antibiotisch für 10 Tage wegen des entzündlichen Befunds in der Bauchdecke behandelt. Aufgrund der jetzt ungünstigen Ausgangssituation für eine Operation (Bauchdeckenentzündung, Hb von 5,7 g/dl) wird die Entscheidung getroffen, zunächst eine präoperative UPA-Therapie für 3 Monate durchzuführen. 1 Monat nach Beginn der UPA-Anwendung kommt die Patientin zur ersten Kontrolle, sie ist blutungsfrei (Blutungsstopp bereits nach 1 Woche) und die Uterusgröße hat sich bereits etwas reduziert. Der Hb-Wert zu diesem Zeitpunkt beträgt 7,8 g/dl.

Bei der Kontrolluntersuchung nach 3 Monaten hat sich der Uterus noch einmal etwas verkleinert (Reduktion der Myomvolumina um ca. 30 %). Es besteht weiterhin eine Amenorrhoe, der Hb-Wert beträgt jetzt 12,2 g/dl.

Es wird jetzt mit der Patientin, die über eine deutliche Verbesserung ihrer Lebensqualität berichtet, aufgrund des immer noch großen Uterus myomatosus und den zuvor beschriebenen Beschwerden, die Indikation zur Laparoskopie in Laparotomiebereitschaft gestellt, um die bereits vor 3 Monaten geplante Hysterektomie durchzuführen. Bei der Operation, bei der zunächst die Laparoskopie durchgeführt wird, stellt sich ein ausgedehnter Adhäsionsbauch dar sowie eine ausgeprägte Endometriose Stadium rASRM 4, auch mit einem rektovaginalen Endometrioseknoten, so dass eine Konversion zur Laparotomie erfolgen muss. Es werden dann die totale Hysterektomie sowie die komplette Endometriumresektion und eine ausgedehnte Adhäsiolyse durchgeführt. Das Uterusgewicht beträgt 829 g (Abb. 19.2).

Der Hb-Wert am 2. postoperativen Tag beträgt 7,8 g/dl. Die Patientin wird am 5. postoperativen Tag bei Wohlbefinden entlassen und ist seitdem völlig beschwerdefrei.

Merke: Bei Patientinnen mit schweren Anämien und/oder eingeschränkten Operationsbedingungen optimiert eine präoperative UPA-Therapie die Bedingungen für eine operative Therapie und reduziert somit die intra- und postoperative Komplikationsrate.

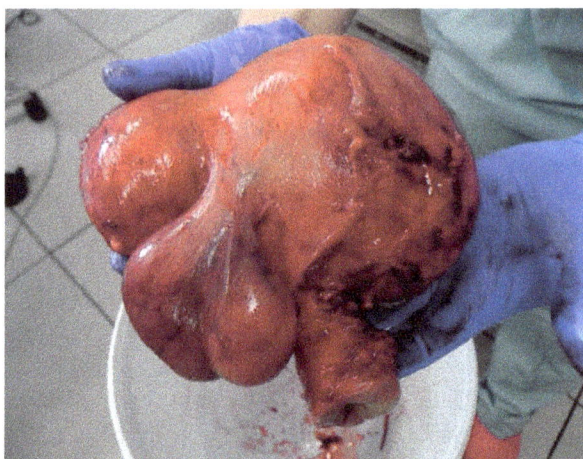

Abb. 19.2: Uterus myomatosus (829 g).

19.3 Erfolgreiche Schwangerschaft nach kombinierter präoperativer UPA Vorbehandlung und laparoskopischer Myomenukleation bei tiefsitzendem Zervixhinterwandmyom

Eine 41-jährige Patientin stellt sich vor mit dringendem Kinderwunsch, außerdem bestehen Unterbauchbeschwerden sowie gelegentlich auch Zusatzblutungen. Eine zur Abklärung der Sterilität durchgeführte Hysteroskopie ergibt einen unauffälligen Cavumbefund. Laparoskopisch zeigt sich das zuvor sonographisch gesehene 6 cm große Myom im isthmo-zervikalen Übergang an der Hinterwand. Außerdem findet sich eine Peritonealendometriose (rARSM-Stadium 1) im Douglas. Diese wird komplett reseziert. Die Chromopertubation zeigt beidseits durchgängige Tuben. Da das Myom sehr tief im Übergangsbereich Zervix-Isthmus sitzt, besteht ein potenziell erhöhtes Risiko einer Kontinuitätstrennung zwischen Zervix und Corpus uteri. Alle anderen Sterilitätsfaktoren wurden zuvor abgeklärt. Es liegen keine endokrinologischen Einschränkungen vor. Die Patientin hatte regelmäßige Ovulationen und das Spermiogramm des Ehemanns ist unauffällig.

Aufgrund der ungünstigen Lokalisation des Myoms für eine primäre organerhaltende operative Therapie wird mit der Patientin eine 3-monatige Therapie mit UPA besprochen. Die Therapie wird von der Patientin bei Beginn der nächsten Periode begonnen. Die Patientin ist innerhalb von 5 Tagen blutungsfrei. Es treten keine Nebeneffekte auf. Die sonographische Kontrolle nach 3 Monaten ergibt eine Myomgröße von 4 cm, die doppelte Endometriumdicke betrug 8 mm. Es wird dann mit der Patientin unter jetzt günstigeren Voraussetzungen die laparoskopische Myomenukleation besprochen.

Es erfolgt die laparoskopische Myomenukleation (Abb. 19.3). Hierbei kommt es zu keiner Eröffnung des Cavum uteri. Die Operation kann ohne Präparationsschwierigkeiten durchgeführt werden. Die Histologie ergibt ein Leiomyom mit einem Gewicht

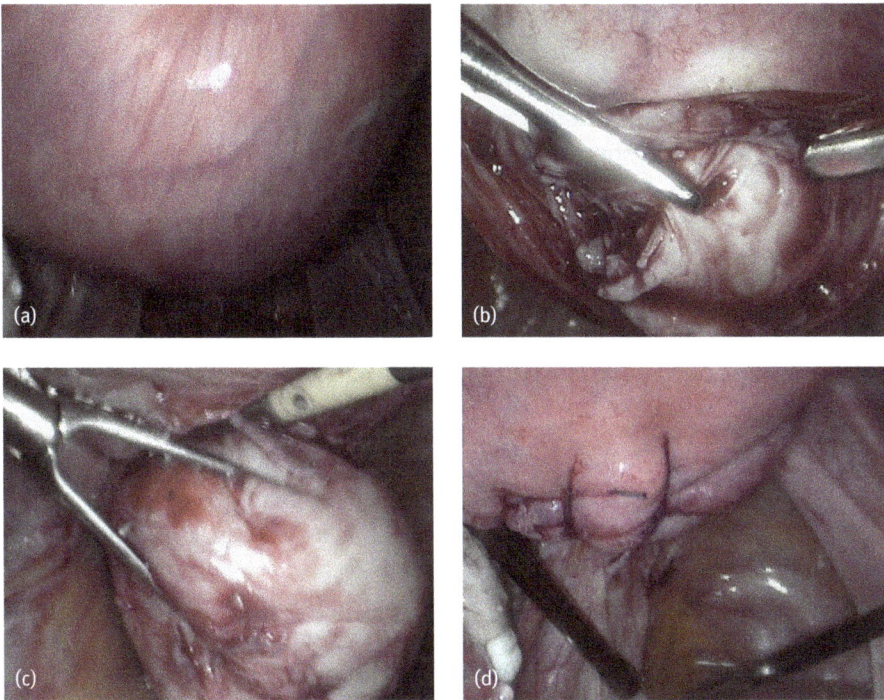

Abb. 19.3: Zervix-Hinterwandmyom. (a) nach UPA-Vorbehandlung, (b), (c) Myomenukleation,
(d) Endsitus nach laparoskopischer Enukleation.

von 43 g. Der Patientin wird empfohlen, nach der Operation zur Abheilung der Wunde
eine 3-monatige Wartezeit bis zum Eintritt einer Schwangerschaft einzuhalten. Eine
Indikation für eine Sektio besteht aufgrund der durchgeführten laparoskopischen
Operation ohne Cavumeröffnung nicht. 6 Monate nach der Operation tritt bei der Patientin eine Spontanschwangerschaft ein, die mit der Spontangeburt eines Mädchens
von 3.800 g problemlos endet.

> **Merke:** Bei ungünstig gelegenen Myomen kann bei Kinderwunschpatientinnen durch eine UPA-
> Vorbehandlung eine schonendere laparoskopische Myomenukleation erfolgen.

19.4 Perioperative Therapie mit UPA bei Kinderwunsch

Eine 33-jährige Nullipara stellt sich vor mit einem Uterus myomatosus, der bis zum
Nabel reicht. Bei der Patientin wurde vor 4 Jahren bereits eine Laparotomie mit Myomenukleation durchgeführt, wobei aus dem auswärtigen Operationsbericht hervor-
geht, dass seinerzeit wegen des erhöhten Blutungsrisikos nicht alle Myome entfernt

wurden. Die Myome zeigen jetzt wieder eine Wachstumstendenz. Der präoperative Hb beträgt 8,5 g/dl. Die Patientin hat jetzt dringenden Kinderwunsch. Sonographisch lassen sich zahlreiche, insbesondere intramurale und auch cavumnahe Myome bis 7,5 cm Durchmesser nachweisen (hauptsächlich intramurale Myome FIGO 2, 4 und 5). Es wird mit der Patientin aufgrund der zahlreichen Myome, die doch zu einer erheblichen Einschränkung der Fertilität führen und auch der sekundären Anämie, ein operatives Vorgehen per Laparotomie besprochen. So soll eine ausreichende Uterusrekonstruktion bei Kinderwunsch und multiplen Myomen erreicht werden. Aufgrund der aktuell bestehenden Anämie wird eine präoperative Therapie mit UPA über 3 Monate durchgeführt (Abb. 19.4). Diese wird von der Patientin gut vertragen. Es besteht Blutungsfreiheit unter der Therapie. Initiale Nebenwirkungen in den ersten 2 Wochen waren leichte Kopfschmerzen (evtl. auch bedingt durch die bestehende Anämie). Die größten Myome verkleinerten sich unter der Therapie um etwa 25 %. Der Hb-Wert ist jetzt auf 12,1 g/dl angestiegen. Es wird dann bei der Patientin unmittelbar nach Beendigung der UPA-Therapie die Re-Laparotomie durchgeführt. Es erfolgt eine Myomenukleation von insgesamt 22 Myomen, an einer Stelle wird auch das Cavum uteri geringfügig eröffnet. Der Uterus lässt sich jedoch mehrschichtig gut rekonstruieren. Die Histologie ergibt insgesamt 22 Myome mit einem Gesamtgewicht von 489 g und einer Größe bis zu 7,2 cm (Abb. 19.5). Der Uterus ist gut formiert. Auch in der postoperativen Sonographie zeigt sich ein unauffälliger Uterus. Der postoperative Hb-Wert am 1. Tag beträgt 7,4 g/dl. Die Patientin erhält deshalb eine Ferinject-Infusion. Bei der Entlassung am 4. postoperativen Tag beträgt der Hb 8,8 g/dl. Es wird mit der Patientin zwei Monate nach Ende der UPA-Therapie im 3., 4. und 5. Monat postoperativ erneut eine Therapie mit UPA durchgeführt, um die 6-monatige Karenzzeit, die sich aus der Laparotomie mit multipler Myomenukleation mit Cavumeröffnung ergibt, zu überbrücken und um erneute Myome zu verhindern. Auch im 2. Therapieintervall mit UPA ist die Patientin wieder komplett blutungsfrei. Nebenwirkungen bestehen jetzt nicht. Aufgrund der Cavumeröffnung und multipler Entfernung von Myomen wird der Patientin als Entbindungsmodus eine Sektio empfohlen. 5 Monate nach Ende der Therapie wird die Patientin spontan schwanger. Der Schwangerschaftsverlauf ist weitgehend unauffällig. In der 39. Schwangerschaftswoche wird bei der Patientin aufgrund der Voroperationen die geplante primäre Sektio durchgeführt und ein gesundes Mädchen von 3.620 g geboren.

Merke: Auch bei Patientinnen mit multiplen Myomen sind eine erfolgreiche Therapie und Realisierung des Kinderwunschs möglich. In das Gesamttherapiekonzept sollte neben operativen Maßnahmen auch die perioperative Langzeitintervalltherapie mit Ulipristal einbezogen werden.

Uterus myomatosus (multiple Myome)
Anamnese: Vor 4 Jahren Laparotomie mit unvollständiger
Myomentfernung

↓

· Uterus myomatosus mit Kinderwunsch
· Kinderwunsch
· Hypermenorrhoe mit Anämie (Hb 8,5 g/dl)

↓

3 Monate UPA (blutungsfrei)

↓

Präoperativer Befund: Myomverkleinerung 25 % (Hb = 12,1 g/dl)

↓

Re-Laparotomie (22 Myome enukleiert)

↓

1. Tag postoperativ (Hb = 7,4 g/dl)

↓

Ferinject i. v.

↓

4. Tag postoperativ (Hb = 8,8 g/dl)

↓

2 Monate postoperativ (Hb = 10,8 g/dl)

↓

3.–5. Monat postoperativ UPA

↓

6. Monat postoperativ (Hb 12,2 g/dl)

↓

Konzeptionsversuch über 5 Monate

↓

Spontaner Eintritt einer Schwangerschaft

↓

Gravidität im Verlauf ohne Komplikationen

↓

Primäre Sectio caesarea (weiblich 3620 g)

Abb. 19.4: Therapieverlauf beim Uterus myomatosus und Kinderwunsch.

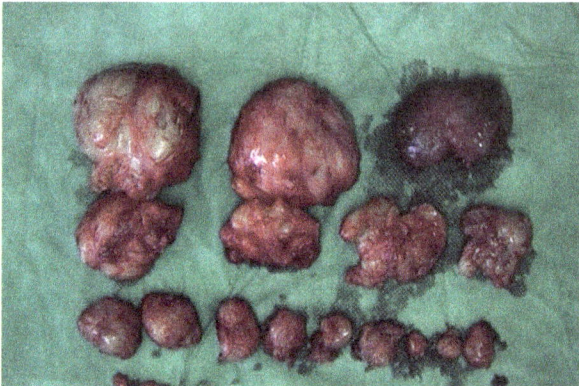

Abb. 19.5: 22 enukleierte Myome.

19.5 Duale medikamentöse Langzeittherapie bei einer Patientin mit Uterus myomatosus und Endometriose

Die jetzt 48-jährige Patientin stellte sich 2002 erstmalig vor wegen eines mehrknolligen Uterus myomatosus. Anamnestisch bekannt waren bereits mehrere Laparoskopien wegen Endometriose (rASRM 3), zwischenzeitlich auch eine Therapie mit GnRH-Analoga über 6 Monate (Enantone Gyn®).

Danach wurde die Patientin auf eine tägliche Anwendung von Orgametril® 5 mg eingestellt. Hierunter kam es dann trotzdem zu einem deutlichen Wachstum von Myomen mit Blutungsstörungen und Unterbauchbeschwerden. Es erfolgte 2002 eine Laparotomie mit Enukleation von insgesamt 6 Myomen (Gewicht 320 g) und nachfolgender Uterusrekonstruktion. Anschließend wurde die Endometriosetherapie mit Orgametril® fortgesetzt. 2003 wurde wegen erneuter Blutungsstörungen und drei submukösen Myomen eine operative Hysteroskopie durchgeführt, wobei alle drei submukösen Myome komplett reseziert wurden. Anschließend wurde wegen der Endometriose die Therapie mit Orgametril® fortgesetzt. Hierunter kam es gelegentlich zu Spottings, ansonsten war die Patientin beschwerdefrei. 2006 wurde erneut ein submuköses Myom diagnostiziert, welches Hypermenorrhoen verursachte, so dass erneut eine operative Hysteroskopie mit Myomresektion erforderlich war. Danach erhielt die Patientin wieder Orgametril®. Außer gelegentlichen Zwischenblutungen war die Patientin beschwerdefrei. 2011 erfolgte dann ein Wechsel der Endometriosetherapie zu Dienogest 2 mg (Visanne®). Darunter war die Patientin auch weiterhin nahezu beschwerdefrei. Der gynäkologische Untersuchungsbefund zeigte den Douglas weiterhin druckdolent und knotige Endometrioseherde. Es bestand jedoch kein Anhalt für eine tiefinfiltrierende rektovaginale Endometriose. Im März 2014 stellte sich die Patientin dann erneut mit erheblichen Blutungsstörungen vor. Sonographisch stellte sich jetzt ein transmurales Vorderwandmyom (FIGO 2–5) mit einem Durchmesser von 5,5 cm dar. Es wurde mit der Patientin als operative Therapieintervention eine laparoskopische Myomenukleation oder Hysterektomie diskutiert. Diese lehnte die Patientin ab. Auch radiologisch-interventionelle Eingriffe, wie Uterusarterien-embolisation oder MR-gesteuerten fokussierten Ultraschall, wünschte die Patientin nicht. Es wurde daher mit ihr eine dreimonatige Therapie mit UPA besprochen und durchgeführt. Hierunter kam es sofort zu einem Blutungsstopp und die Myomgröße reduzierte sich deutlich. Im Oktober 2014 betrug die Myomgröße nur noch 3 cm. Die Patientin war beschwerdefrei.

Im Anschluss an die UPA-Therapie wurde die Therapie mit Dienogest 2 mg wegen der bekannten Endometriose fortgesetzt. Im Dezember 2014 kam die Patientin erneut mit Blutungen. Zunächst wünschte sie keine erneute Therapie mit UPA. Stärkere Zwischenblutungen wurden bei Bedarf zwischenzeitlich mit Cyklokapron® zur Reduktion der Blutungsstärke behandelt. Dies gelang nur temporär. Das Myom zeigte wieder eine geringe Wachstumstendenz (3,5 cm Durchmesser). Im April 2015 stellte sich die Patientin mit erneuten Hypermenorrhoen und einer sekundären Anämie (Hb 9,0 g/dl) vor. Das Myom war wieder größer geworden (4 cm Durchmesser). Im Vordergrund standen jetzt die Blutungsstörungen, so dass ein zweites 3-monatiges Therapieintervall mit UPA angeschlossen wurde. Darunter kam es wieder zu einer Reduktion des Myomvolumens (Durchmesser 3 cm) und völliger Blutungsfreiheit. Anschließend wurde die Endometriose-Therapie mit Dienogest® erneut fortgesetzt. Die Patientin war weitgehend beschwerdefrei und stellte sich erneut im Februar 2016 vor. Hier war das Myom wieder auf 3,5 cm gewachsen und es bestanden erneut Blutungsstörungen, so dass das dritte Therapieintervall mit UPA von März bis Mai 2016 durchgeführt wurde. Dadurch kam es wieder zum Blutungsstopp und zu einer Reduktion der Myomgröße auf 2,5 cm. Zwischenzeitlich erfolgte wieder eine Therapie mit Dienogest®. Im Oktober 2016 erfolgte erneut eine Vorstellung der Patientin mit einem geringen Wachstum des Myoms, aber vor allem Blutungsstörungen, so dass wiederum ein Therapieintervall mit UPA (4. Therapieintervall) begonnen wurde. Bei der Patientin, die andere Maßnahmen ablehnte, konnten so bisher erneute Operationen vermieden werden. Die Patientin war mit der Behandlung insgesamt sehr zufrieden und wünschte das Fortsetzen dieses dualen medikamentösen Therapiekonzepts bis zur Menopause (Abb. 19.6).

Merke: Bei dem häufigen simultanen Vorliegen von Myomen und Endometriose kann eine Langzeitintervalltherapie der Myome mit UPA auch mit einer zwischenzeitlichen Endometriose-Langzeittherapie mit Gestagenen kombiniert werden. Somit können bei Patientinnen mit symptomatischem Uterus myomatosus und Endometriose wiederholte Operationen längerfristig vermieden werden.

Anamnese:
· bis 2000 mehrfache Laparoskopien wegen Endometriose einschließlich
  GnRH-Analoga-Therapie
· 2002 Laparotomie, Myomenukleation
· 2003 Hysteroskopie, Myomresektion
· 2006 Hysteroskopie, Myomresektion

↓

seit 2002 Endometriosetherapie mit Orgametril® 5 mg täglich

↓

ab 2011 Endometriosetherapie mit Dienogest® 2 mg täglich

↓

März 2014 Myom 5 cm (FIGO 2 – 5) mit Blutungsstörungen

↓

3 Monate UPA **(1. Therapieintervall)**

↓

Dienogest 2 mg täglich

↓

Oktober 2014 Myom 3 cm, keine Blutungsstörungen

↓

Dezember 2014 Myomwachstum auf 3,5 cm,
                   Blutungsstörungen
                   Cyklokapron® bei stärkeren Blutungen

↓

April 2015 Hypermenorrhoe (Hb 9,0 g/dl /Myomgröße 4 cm)

↓

3 Monate UPA **(2. Therapieintervall)** Myomreduktion auf 3,0 cm

↓

Dienogest 2 mg täglich

↓

Februar 2016 erneute Blutungsstörungen (Myom 3,5 cm)

↓

3 Monate UPA **(3. Therapieintervall)**

↓

Dienogest® 2 mg täglich

↓

Oktober 2016 Myom 3,0 cm, erneute Blutungsstörungen

↓

3 Monate UPA **(4. Therapieintervall)**

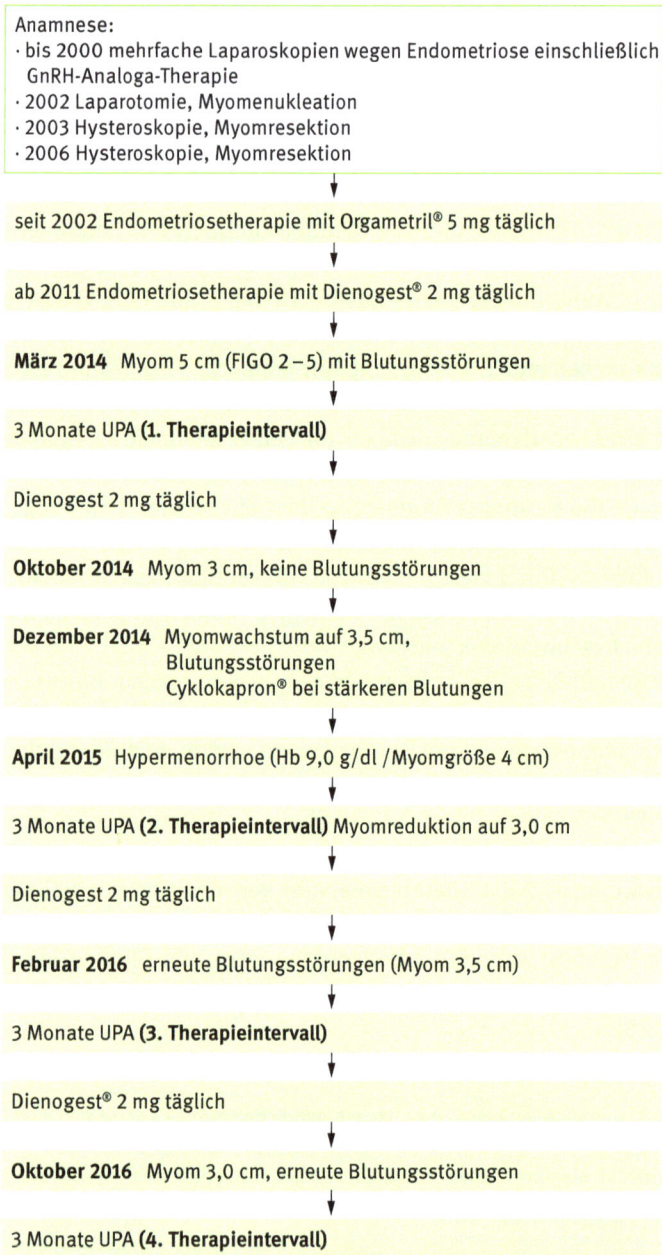

Abb. 19.6: Behandlungsablauf einer dualen Therapie bei Uterus myomatosus und Endometriose.

19.6 Flexible Langzeitintervalltherapie mit UPA in der Perimenopause

Bei einer 51-jährigen Nullipara sind anamnestisch seit 10 Jahren verschiedene organ-erhaltende Myomoperationen bekannt. Im Jahre 2001 erfolgte eine Laparotomie mit Myomenukleation und Endometrioseresektion. Die Patientin stellte sich 2010 bei uns vor mit einem Uterus myomatosus mit Hypermenorrhoen und sekundärer Anämie. Der Hb-Wert betrug 7,8 g/dl. Es wurden ein submuköses Myom Grad 1 von 2,5 cm sowie zahlreiche kleine intramurale Myome diagnostiziert. Mit der Patientin wurden die Optionen einer Hysterektomie (gegebenenfalls auch laparoskopisch suprazervikal) oder der operativen Hysteroskopie mit Myom- und Endometriumresektion besprochen. Die Patientin entschied sich für die operative Hysteroskopie. Es erfolgte im Mai 2010 die operative Hysteroskopie mit Resektion von zwei submukösen Myomen Grad 1 sowie eine Endometriumresektion (Abb. 19.7). In den nächsten 6 Monaten waren die Blutungen reduziert. Es bestand keine Anämie. Die Patientin war zufrieden. Im Februar 2012 hat die Patientin erneut wieder zunehmende Blutungsstörungen. Sonographisch zeigten sich drei intramurale Myome, davon eines cavumnah gelegen. Es wurde dann erneut die Option einer Hysterektomie oder einer erneuten operativen Hysteroskopie diskutiert. Die Patientin war diesbezüglich noch unschlüssig und kam dann einige Wochen später mit einer Dauerblutung zur Vorstellung, wobei sich eine Größenzunahme der drei Myome (3,6 cm/2,8 cm/3,0 cm Durchmesser) zeigte. Es wurden erneut die verschiedenen Optionen Hysterektomie, Myomembolisation sowie die zu diesem Zeitpunkt verfügbare UPA-Therapie diskutiert. Die Patientin entschied sich zunächst für eine konservative Therapie mit UPA (3 Monate Therapie). Sie war nach 5 Tagen blutungsfrei. Die Myome waren geringfügig kleiner geworden. Nach 5 Wochen war die Patientin beschwerdefrei. 9 Monate nach Therapieende traten wieder geringe Blutungen auf, aber keine weiteren Beschwerden. Die Myomvolumina waren ca. 20 %

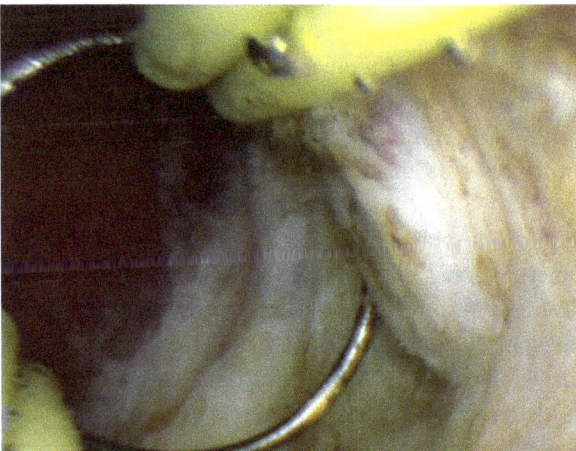

Abb. 19.7: Hysteroskopische Myomresektion intramuraler Myomanteile (FI-GO1-Myom).

kleiner geworden. 10 Monaten später erfolgte, da die Blutungen wieder zunahmen und die Myome eine geringe Wachstumstendenz zeigten, die erneute die Gabe von UPA über 3 Monate (2. Behandlungsintervall). Danach war die Patientin 6 Monate blutungsfrei. Die Myome waren deutlich verkleinert. Nachfolgend traten lediglich drei sehr schwache Blutungen auf. Die Patientin erreichte dann offenbar mit 53 Jahren die Menopause und ist seitdem völlig symptomfrei. Auch weitere Nachkontrollen zeigten bei der jetzt postmenopausalen Patientin kein erneutes Wachstum der Myome. Durch den wiederholten Einsatz von UPA konnten weitere operative Interventionen und vor allem die Hysterektomie vermieden werden.

> **!** **Merke:** Der Einsatz von UPA als flexible Langzeitintervalltherapie bei perimenopausalen Patientinnen ist eine erfolgversprechende und nebenwirkungsarme Therapie.

19.7 Langzeitintervalltherapie mit UPA zur Vermeidung einer Hysterektomie

Bei der 49-jährigen Patientin besteht seit Jahren ein mehrknolliger Uterus myomatosus. Es bestehen bei regelmäßigem Zyklus starke Menorrhagien. Die Blutung dauert bis zu 10 Tage und der Tamponverbrauch beträgt zeitweise bis zu 10 Tampons pro Tag. Außerdem klagt die Patientin über Druckschmerz auf Blase und Darm.

Die Patientin stellte sich erstmalig im Juni 2014 zur Beratung bei uns vor. In der vorliegenden Epikrise des überweisenden Gynäkologen sind bereits seit 2003 drei Myome mit einem Durchmesser von 5,6 cm, 1,8 cm und 1,8 cm beschrieben. Diese Myome waren bis 2007 konstant. Dann stellte sich ein Hinterwandmyom von 7 cm dar sowie ein Vorderwandmyom von 1,8 cm. 2012 wurde dann ein Wachstum des transmuralen Myoms auf 8 cm Durchmesser festgestellt. Eine Differenzierung noch weiterer kleiner intramuraler Myome war sonographisch nicht mehr möglich. 2014 fand sich ein Myomdurchmesser von 9 cm. Daraufhin wurde die Patientin mit der Fragestellung einer möglichen laparoskopischen Therapie vorgestellt. Bei der Untersuchung zeigte ein mehrknolliger Uterus myomatosus mit einem dominierenden großen transmuralen Hinterwandmyom (FIGO 2–5) von 8,7 cm Durchmesser. Die Ovarien waren unauffällig. Der Uterus war nach rechts ausladend und mobil. Das palpatorisch geschätzte Uterusgewicht betrug 700–800 g. Die Patientin wurde umfassend über operative, medikamentöse und radiologische Behandlungsmöglichkeiten aufgeklärt. Sie wünschte zunächst ein organerhaltendes, nichtoperatives Vorgehen. Es wurde ein Therapieversuch mit UPA für 3 Monate besprochen. Falls eine Operation nötig würde, sollte diese möglichst als laparoskopisch-suprazervikale Hysterektomie erfolgen.

Die Patientin stellte sich im Oktober 2014 10 Tage nach Beendigung der 3-monatigen UPA-Therapie erneut vor. Als Nebenwirkungen der Therapie wurden bei insgesamt guter Verträglichkeit gelegentliche Stimmungsschwankungen und kurzzeitige

Hitzewallungen angegeben. Der Druckschmerz im Unterbauch war deutlich rückläufig. Die Blutungen wurden sofort gestoppt. Die sonographisch gemessene Myomgröße war mit nur noch 5,9 cm deutlich rückläufig, das Endometrium war sonographisch unauffällig. Mit der Patientin wurde eine längere Therapiepause besprochen sowie eine Wiedervorstellung in 3 bis 4 Monaten oder bei erneuten Beschwerden.

Die Patientin stellte sich im Februar 2015 erneut vor. Die Blutungen waren jetzt wieder aufgetreten, jedoch deutlich kürzer und weniger stark (bis max. 4 Tampons/Tag). Insgesamt war die Patientin zufrieden. Es zeigte sich bei dem größten Myom eine geringe Größenzunahme auf 6,3 cm. Mit der Patientin wurde ein 2. Behandlungsintervall vereinbart (März bis Mitte Juni 2015). 3 Wochen nach Beendigung der Therapie stellte sich die Patientin im Juli 2015 wieder zur Kontrolle vor. Sie war noch blutungsfrei, die Blutungen waren bei der 2. Anwendung bereits nach 2 Tagen gestoppt. Insgesamt war die Patientin sehr zufrieden. Es traten keine Nebenwirkungen unter der Therapie auf. Der Sonographiebefund zeigte eine deutliche Verkleinerung des Myomdurchmessers auf 4,9 cm, daneben fanden sich einige kleinere Myome.

Mit der Patientin wurde besprochen, dass zunächst keine weitere Therapie nötig ist. Bei neuerlicher Vorstellung im Mai 2016 waren die Myome sonographisch unverändert (4,9 cm Durchmesser), auch war keine erneute Blutung aufgetreten. Die Patientin war weiterhin zufrieden. Nach 6 Monaten waren die Myome sonographisch unverändert. Die Patientin war völlig beschwerde- und blutungsfrei und vermutlich nunmehr postmenopausal (Abb. 19.8).

Merke: Durch eine flexible Langzeitintervalltherapie mit UPA kann eine Hysterektomie vermieden werden. !

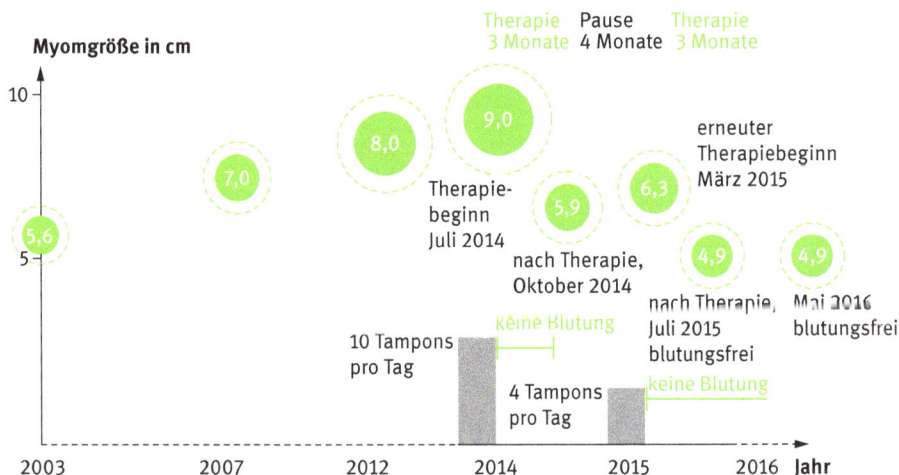

Abb. 19.8: Behandlungsverlauf Langzeitintervalltherapie, schematische Darstellung.

19.8 Präoperative Vorbehandlung mit UPA vor einer Myomenukleation per Laparotomie und Kinderwunsch

Eine 37-jährige Nullipara mit einer Hypermenorrhoe und sekundären Anämie (Hb 8,4 g/dl), stellte sich vor mit einem sonographisch 10 cm großen intramuralen Myom. Die Patientin hatte sich bereits außerhalb in einer Klinik zum fokussierten Ultraschall vorgestellt. Dort wurde ein MRT durchgeführt, das eine Myomgröße von 11 cm ergab (Abb. 19.9). Die Patientin wurde deshalb für die fokussierte Ultraschalltherapie über 3 Monate mit UPA vorbehandelt. Darunter entwickelte sich eine Amenorrhoe und der Hb-Wert stieg auf 14,5 g/dl an. Die Patientin wünschte dann doch eine operative Therapie. Aufgrund der Größe des transmuralen Myoms FIGO 2–5 wurde mit der Patientin nach ausführlicher Aufklärung die primäre Laparotomie besprochen (Abb. 19.10a). Es wurde ein Myom von 584 g enukleiert (Abb. 19.10b). Der postoperative Hb betrug 8,6 g/dl. 12 Monate später besteht kein Rezidiv, der Hb-Wert betrug 12 g/dl. Die Patientin befindet sich jetzt in einer Kinderwunschbehandlung.

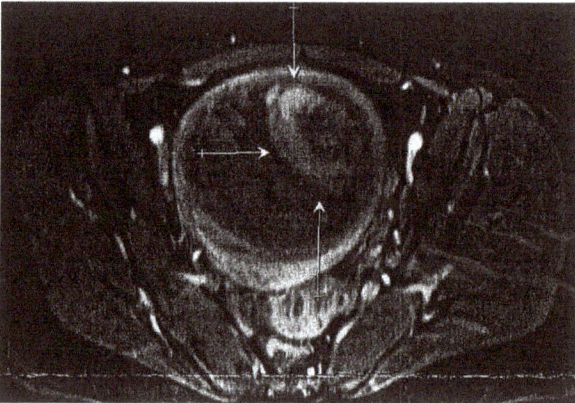

Abb. 19.9: MRT-Bild vor geplanter HIFU-Therapie.

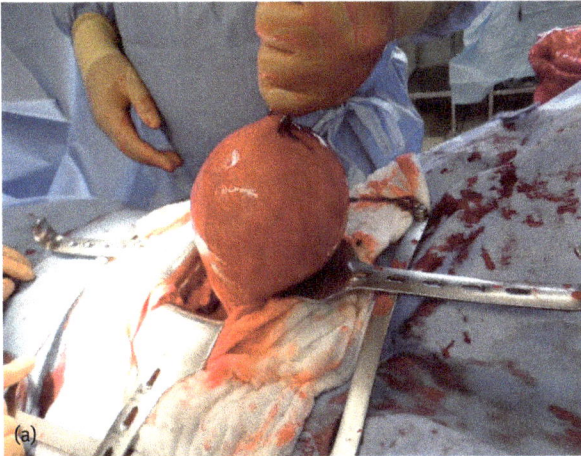

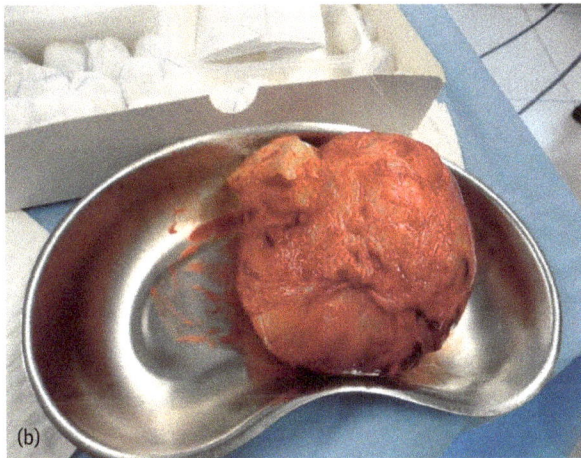

Abb. 19.10: Myomenukleation. (a) Laparotomie mit Myomenukleation. (b) Enukleiertes
Myom (584 g).

19.9 Präoperative UPA-Behandlung bei Wunsch nach Organerhalt

Bei einer 38-jährigen Patientin ist seit 2 Jahren ein Myom von ca. 7 cm bekannt. Es liegt seit 3 Jahren ein LNG-IUS (Mirena®). Darunter entwickelt die Patientin zunehmend Metrorrhagien. Die Mirena® wird entfernt. Das Myomwachstum setzt sich fort. Sonographisch stellt sich ein 12,9 cm großes Fundusmyom dar, der Hb-Wert beträgt 9,1 g/dl. Die Patientin wünscht unbedingt eine organerhaltende Operation bei noch potenziellem Kinderwunsch. Es wird mit der Patientin über 3 Monate eine UPA-Therapie durchgeführt, um dann ggf. eine laparoskopische Myomenukleation durchzuführen. Nach 1 Monat beträgt die Myomgröße nur noch 10,3 cm, der Hb-Wert ist auf 10,5 g/dl angestiegen. Nach 3 Monaten beträgt der Hb-Wert 12,2 g/dl. Das Myomvolumen hat allerdings wieder zugenommen (Myomgröße 13,5 cm). Aufgrund der Größe des

Myoms und auch unter dem Aspekt des potenziellen Kinderwunschs, wird der Entschluss zur Laparotomie gefasst (Abb. 19.11). Hierbei fällt auf, dass das Myom doch deutlich zystisch und regressiv verändert ist. Das Myomgewicht beträgt 1.511 g. Bei der Kontrolle nach 18 Monaten ist die Patientin weiterhin beschwerdefrei und hat keine neuen Myome. Der Hb-Wert beträgt jetzt 13,1 g/dl.

! **Merke:** Bei Myomen mit regressiven Veränderungen kann aufgrund des Wirkmechanismus von UPA nur mit einer eingeschränkten Myomvolumenreduktion gerechnet werden. Nichtsdestotrotz kann eine UPA-Behandlung zur Therapie der präoperativen Anämie indiziert sein.

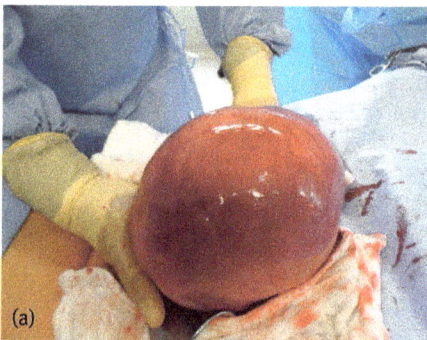

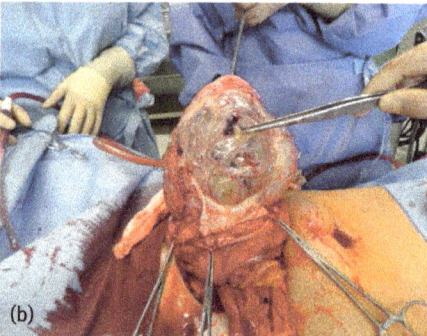

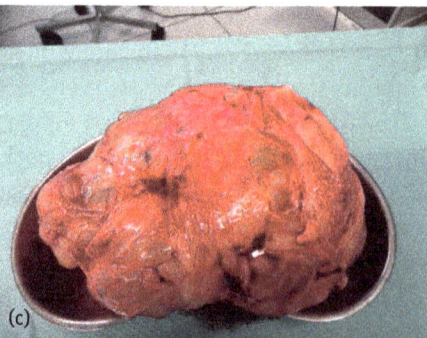

(a)

(b)

(c)

Abb. 19.11: Laparotomie. (a) Regressiv verändertes Myom, (b) z. T. zystisches Myom, (c) Myom (1.511 g).

19.10 Präoperative UPA-Vorbehandlung bei einer Patientin mit Kinderwunsch (Vermeidung der Cavumeröffnung)

Eine 25-jährige Nullipara stellt sich mit seit 2 Jahren bestehenden Kinderwunsch vor. Geplant ist eine Hysteroskopie, Chromolaparoskopie und Myomenukleation. Bei der Hysteroskopie findet sich ein unauffälliges Cavum, keine intrakavitären Myomanteile. Bei der Laparoskopie finden sich ausgedehnte Darmadhäsionen zum linken Adnex, ein mehrknolliger Uterus myomatosus mit 5 größeren intramuralen Myomen, zum Teil mit der Kompression des Tubenabgangs links (Abb. 19.12). Die Chromopertubation rechts ist positiv, links proximal negativ. Es wird zunächst eine Adhäsiolyse und Salpingolyse durchgeführt. Aufgrund der Vielzahl der Myome wird der Patientin eine Vorbehandlung mit UPA empfohlen, um dann bei dem mehrknolligen Uterus myomatosus eine Laparotomie mit Myomenukleation, ggf. auch Tubenanastomose links, durchzuführen. Die Patientin toleriert die UPA-Therapie gut, ist blutungsfrei und hat keine Nebenwirkungen. Nach 3 Monaten UPA-Therapie zeigt sich sonographisch ein PAEC-Endometrium von 14 mm Dicke. Die Myome haben sich um ca. 30 % verkleinert. Es bestehen aber weiterhin multiple Myome. Es wird die Hysteroskopie durchgeführt. Hier zeigt sich auch hysteroskopisch das PAEC-Endometrium. Bei der Laparotomie erfolgt eine ausgedehnte Adhäsiolyse und eine Endometrioseresektion bei rASRM 3 und die Enukleation von 6 intramuralen Myomen (3 an der Vorderwand, 3 an der Hinterwand). Die Myomenukleation gelingt ohne Cavumeröffnung. Das Myomgesamtgewicht beträgt 420 g Der Patientin wird eine Karenzzeit von 3 Monaten bis zur Schwangerschaft empfohlen, aufgrund der multiplen Myome dann auch eher eine großzügige Sektioindikation. Ein Jahr später wird die Patientin spontan schwanger. Wegen einer Beckenendlage wird dann in der 39. Schwangerschaftswoche eine primäre Sektio durchgeführt.

Merke: Eine UPA-Vorbehandlung kann bei multiplen intramuralen Myomen das Risiko der Cavumeröffnung bei der Enukleation reduzieren.

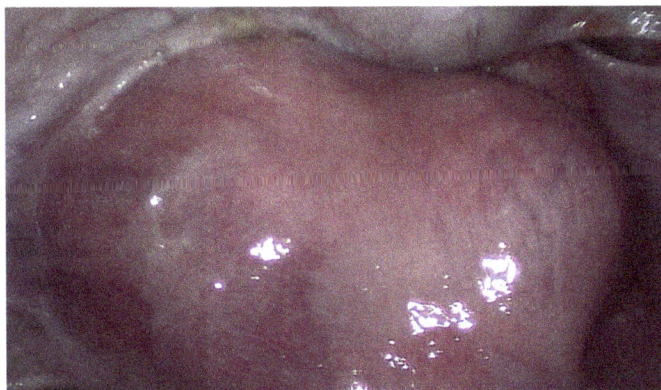

Abb. 19.12: Laparoskopiebefund: Uterus myomatosus.

19.11 Präoperative Therapie einer Patientin mit multiplen Myomen und Kinderwunsch (Vermeidung einer Laparotomie)

Eine 32-jährige Patientin mit Kinderwunsch stellt sich vor. Es wird eine Hysteroskopie und Chromolaparoskopie durchgeführt. Bei der Hysteroskopie zeigt sich ein unauffälliger Befund, bei der Laparoskopie eine Endometriose rASRM 2 im Douglas, ein mehrknolliger Uterus myomatosus mit einem großen Hinterwandmyom und einem intraligamentären Myom rechts. Es wird zunächst die Endometrioseresektion durchgeführt, dann eine 3-monatige UPA-Therapie vor einer geplanten Laparotomie wegen multipler und großer Myome. Durch die UPA-Therapie ist die Patientin nach 7 Tagen blutungsfrei. Als Nebenwirkungen bestehen nur für 2–3 Wochen geringe Kopfschmerzen. Sonographisch haben sich die Volumina der multiplen Myome um ca. 35 % reduziert. Die Endometriumdicke beträgt 17 mm. Es wird somit mit der Patientin, aufgrund der doch jetzt verkleinerten Myome, zunächst noch einmal die Laparoskopie in Laparotomiebereitschaft zur Myomenukleation besprochen. Die Hysteroskopie zeigt dann ein PAEC-Endometrium (Abb. 19.13). Laparoskopisch zeigen sich 3 intramurale subseröse Vorderwandmyome von ca. 2 cm Durchmesser, 1 intramurales Myom von 3 cm Durchmesser an der Hinterwand sowie 1 intraligamentäres Myom rechts von 4 cm (Abb. 19.14a, 19.14b). Es wird, da die Myome doch deutlich verkleinert sind, die laparoskopische Myomenukleation durchgeführt (Abb. 19.14c, 19.14d). An der Hinterwand erfolgt dabei eine kleine Cavumeröffnung. Die Myomgewichte betragen 98 g. Der Patientin wird eine Karenzzeit von 6 Monaten bis zur Schwangerschaft empfohlen und bei der Entbindung eine Sektio aufgrund der Cavumeröffnung.

! **Merke:** Durch eine UPA-Vorbehandlung kann häufiger endoskopisch operiert werden.

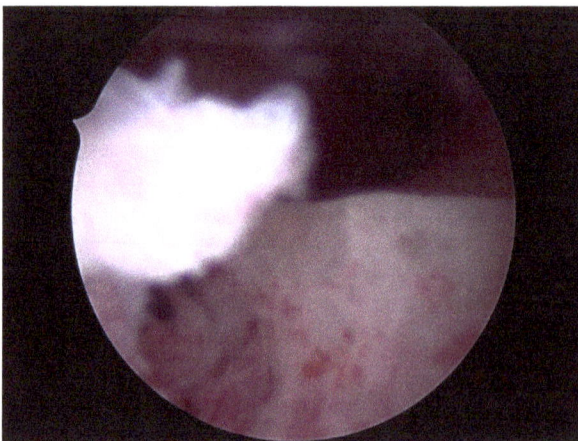

Abb. 19.13: Hysteroskopie: PAEC-Endometrium.

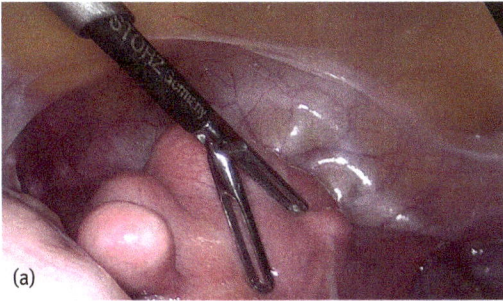

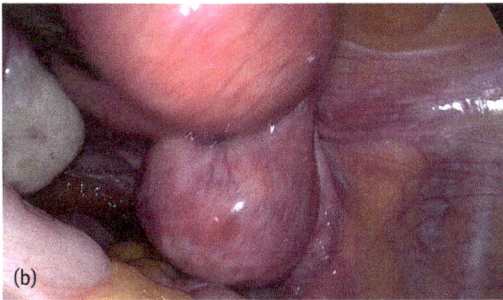

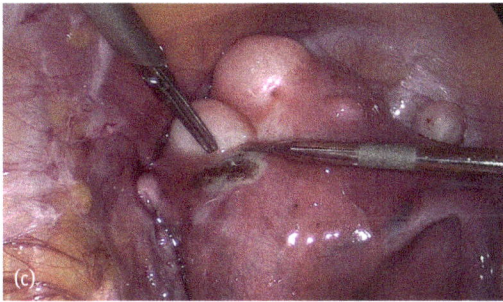

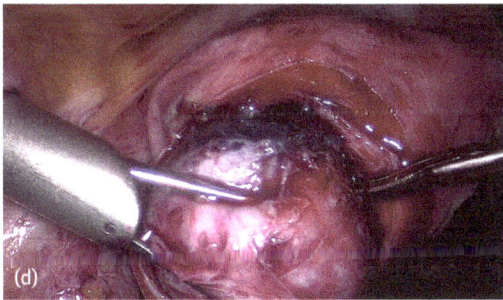

Abb. 19.14: Laparoskopiebefund.
(a) Multiple Vorderwandmyome, (b) Hinterwandmyom, (c) Myomabtragung Vorderwand, (d) Laparoskopiebefund: Myomenukleation Hinterwand mit minimaler Cavumeröffnung.

19.12 Postoperative UPA-Therapie nach Entfernung multipler Myome

Eine 43-jährige Nullipara stellt sich vor mit einem großen Uterus myomatosus, der seit 10 Jahren besteht. Es bestehen Unterbauchbeschwerden, aber keine Hypermenorrhoen. Die Patientin hatte seit 10 Jahren keine gynäkologischen Vorsorgen wahrgenommen. Es finden sich sonographisch mehrere intramurale Myome bis 11,5 cm Durchmesser. Die Patientin hat noch Kinderwunsch und wünscht unbedingt eine organerhaltende Therapie. Der präoperative Hb-Wert beträgt 11,7 g/dl. Es wird deshalb keine präoperative UPA-Therapie durchgeführt, um nicht einen weiteren Zeitverlust für den Kinderwunsch zu haben. Es erfolgt dann die Laparotomie mit der Myomenukleation ohne Cavumeröffnung. Es lassen sich insgesamt 6 Myome (Gewicht: 647 g) entfernen (Abb. 19.15). Im postoperativen Verlauf entwickelte die Patientin noch ein Bauchdeckenhämatom. Der Hb-Wert beträgt am 1. postoperativen Tag 6,4 g/dl. Die Patientin erhält eine Ferinject-Infusion. Der Hb-Wert am 5. postoperativen Tag (Tag der Entlassung) beträgt 8,1 g/dl. Die Patientin erhält postoperativ für 3 Monate UPA, im 2., 3. und 4. Monat, da aufgrund der multiplen Myome eine Wartezeit bis zur Gravidität von 6 Monaten empfohlen wird. Als Entbindungsmodus wird eine Sektio empfohlen. Nach 12 Monaten ist die Patientin symptomfrei und sonographisch sind keine Myome nachweisbar.

! **Merke:** Nach Enukleation multipler Myome kann in der Wartezeit bis zur Gravidität eine postoperative UPA-Therapie erwogen werden.

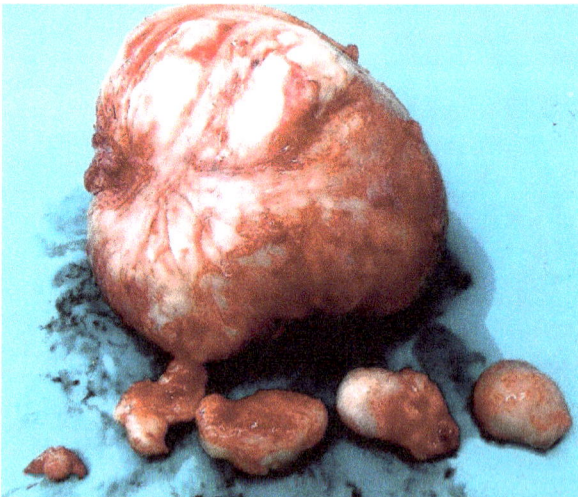

Abb. 19.15: 6 Myome (647 g).

20 Myome in der Schwangerschaft

Myome zeigen in der Schwangerschaft sehr unterschiedliche Reaktionen. Während ein Teil des Myoms zum Wachstum neigt, bleiben andere Myome in der Größe unverändert. Prognostische Kriterien dafür stehen derzeit nicht zur Verfügung.

Myome gehen sowohl intra- als auch postpartal mit erhöhten Risiken einher (Abb. 21.1). Größe, Lage und Anzahl der Myome sind hier relevante Kriterien.

Die Entscheidung, ob ein Myom vor einer geplanten Gravidität therapiert werden sollte, ist immer eine Nutzen-Risiko-Abwägung zwischen potenzieller Rupturgefahr nach Myomoperation und erhöhtem Risikopotenzial in der Gravidität.

Nur in seltenen Fällen ist eine Therapie von Myomen in der Schwangerschaft erforderlich und auch möglich. Indikationen bestehen nur bei konservativen, nicht beherrschbaren Beschwerden, meist als Notfall bei stielgedrehten subserösen Myomen. Hier hat die Anwendung der gaslosen Laparoskopie klinisch relevante Vorteile (Abb. 20.1). Es kann so ein schonender Zugang bei dem schwangeren, vergrößerten Uterus erfolgen. Der intraperitoneale Druck ist niedriger (keine CO_2-Belastung) und ein schonenderes Handling mit Standardinstrumenten ist möglich (Römer, 2002; Melgrati, 2005]. So konnten in mehreren kleinen Studien und Kasuistiken besonders die Vorteile der gaslosen Laparoskopie bei Myomenukleationen in der Schwangerschaft gezeigt werden (Abb. 20.2, Abb. 20.3, Abb. 20.4) (Melgrati, 2005; Sesti, 2013a; Sesti, 2013b; Liu, 2016).

Merke: Bei Eingriffen in der Gravidität bietet die gaslose Laparoskopie wesentliche Vorteile.

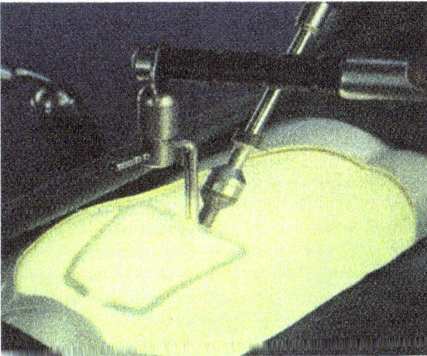

Abb. 20.1: Technik der gaslosen Laparoskopie.

https://doi.org/10.1515/9783110549690-020

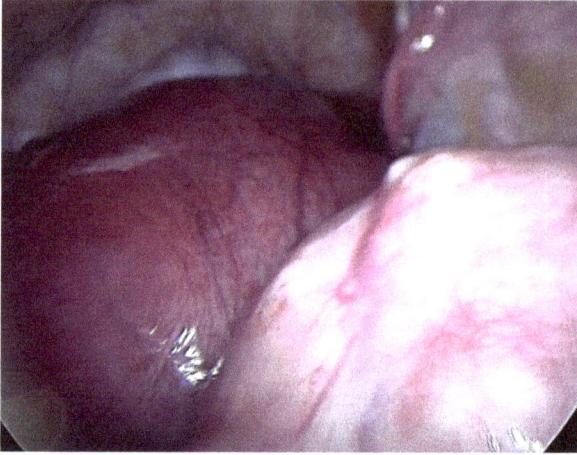

Abb. 20.2: Subseröses Myom in der 18. Schwangerschaftswoche.

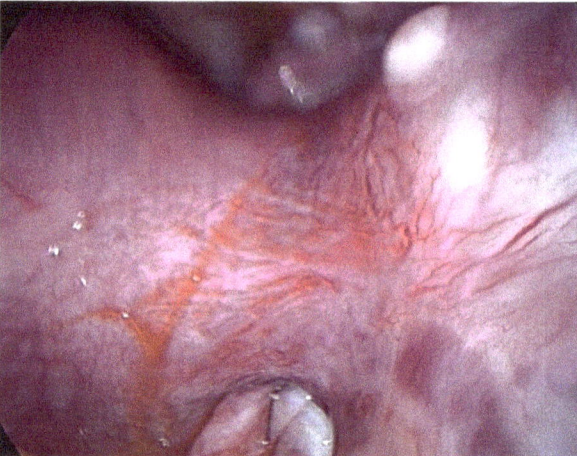

Abb. 20.3: Subseröses Myom in der 18. Schwangerschaftswoche.

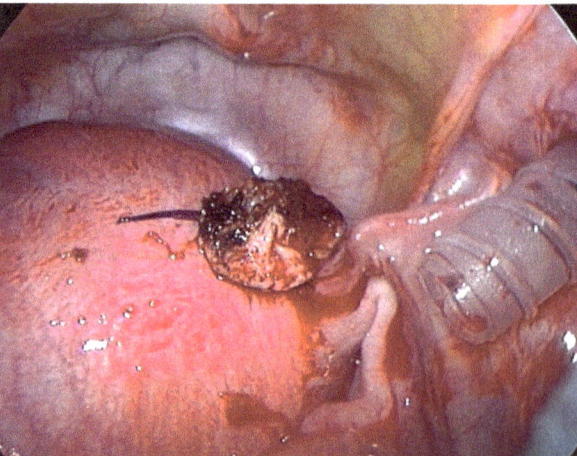

Abb. 20.4: Myomabtragung in der 18. Schwangerschaftswoche mit der gaslosen Laparoskopie.

21 Geburtshilfliche Aspekte bei Myomen

Schwangerschaften mit Myomen haben höhere Risiken (Abb. 21.1) (Klatsky, 2008). Die potenzielle Rupturgefahr nach Myomenukleation ist sehr gering (0,5–1 %) (Koo, 2015; Parker, 2010). Die Rupturen finden sich meist in der 30.–34. Schwangerschaftswoche. Das Risiko für Rupturen scheint aufgrund der vorliegenden Daten bei intramuralen und subserösen Myomen überraschenderweise etwa gleich hoch zu sein (Parker, 2010).

Nach organerhaltenden Myomoperationen besteht eine erhöhte Rupturgefahr, so dass sowohl die Wartezeit bis zur Schwangerschaft als auch der Entbindungsmodus nach operativer Myomtherapie praktisch relevante Fragen sind (Tab. 21.1, Tab. 21.2).

Zu beiden Tatsachen liegen keine wissenschaftlich belastbaren Daten in der Literatur vor, so dass es sich meist um Erfahrungen der Operateure und um allgemeine Empfehlungen handelt.

Nach einer operativen Hysteroskopie mit Myomresektion scheint es auch aufgrund des entstandenen Endometriumdefekts sinnvoll mindestens 3 Monate zu warten, um eine ausreichende Endometriumproliferation zu erreichen. Dies hängt natürlich vom Ausmaß und insbesondere der Tiefe der Resektion ab. Bei Grad-2-Myomen sollte diese 3 Monate allerdings unbedingt eingehalten werden.

Eine hysteroskopische Myomresektion stellt per se keine Sektioindikation dar. Es ist aber bei der Entbindung das Augenmerk auf eine etwas erhöhte Inzidenz von Plazentakomplikationen (Placenta adhaerens, Placenta accreta) zu achten. Bei der Durchführung von Myomenukleationen per Laparoskopie oder Laparotomie wird empfohlen, wenn das Cavum nicht eröffnet wurde, mindestens 3 Monate bis zu

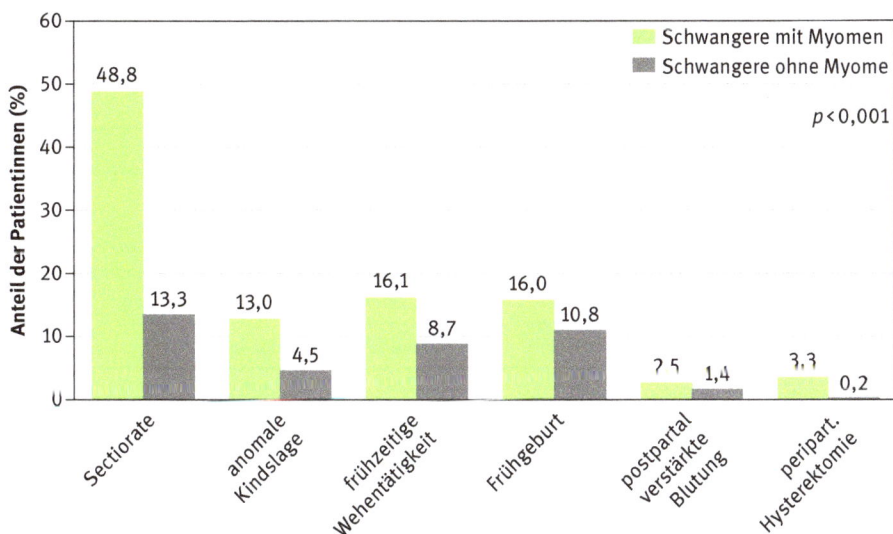

Abb. 21.1: Geburtshilfliche Risiken bei Schwangerschaft mit Myomen (Klatsky, 2008).

https://doi.org/10.1515/9783110549690-021

einer Gravidität zu warten. Handelt es sich um eine Cavumeröffnung oder multiple Myome, die die Kontinuität des Myometriums an verschiedenen Stellen nachhaltig stören, ist eine Wartezeit von 6 Monaten zu empfehlen (Tab. 21.1). Eine noch längere Wartezeit scheint die Rupturrate nicht relevant zu senken (Koo, 2015). Dies sind allerdings keinerlei evidenzbasierten Daten, sondern individuelle Empfehlungen. Ein großflächiger Defekt im Myometrium ohne Cavumeröffnung ist sicherlich relevanter als die Entfernung eines kleinen Myoms mit der minimalen Eröffnung des Cavum uteri. Wenn keine Cavumeröffnung erfolgte, erscheint eine Sektio nicht notwendig. Nach einer Cavumeröffnung ist eher eine Sektioindikation gegeben, insbesondere bei Patientinnen, die eine Laparotomie erhalten (Tab. 21.2). Dies hatte ja meist den Grund, dass es sich um extrem große Myome oder eine hohe Anzahl von multiplen Myomen handelt. Hier ist eher eine Sektio als Entbindungsmodus zu empfehlen. Aber auch hier gilt, es ist stets eine individuelle Entscheidung zu treffen. Die Mehrzahl der Geburtshelfer (ca. 70–80 %) hält nach einer Myomenukleation mit Cavumeröffnung eine Sektio für indiziert (Weibel, 2014). Diese Entscheidung sollte allerdings, sowohl was Karenzzeit als auch Entbindungsmodus betrifft, der Operateur treffen und vor allem entsprechend dokumentieren.

Tab. 21.1: Wartezeit bis zur Schwangerschaft nach Myomentfernung.

Eingriff	Empfohlene Wartezeit
hysteroskopische Myomresektion	3 Monate: Endometriumregeneration abwarten
laparoskopische Myomresektion/Laparotomie	ohne Cavumeröffnung: 3 Monate mit Cavumeröffnung oder bei multiplen Myomen: 6 Monate

Tab. 21.2: Entbindungsmodus nach Myomentfernung.

Eingriff	Empfohlener Entbindungsmodus
hysteroskopische Myomresektion	keine Sektioindikation **CAVE:** Plazentakomplikation
laparoskopische Myomresektion	*ohne* Cavumeröffnung keine Sektioindikation *mit* Cavumeröffnung Sektioindikation
Laparotomie mit Myomenukleation	Sektioindikation großzügig

Merke: Nach einer organerhaltenden Myomoperation bei Patientinnen mit aktuellem oder potenziellem Kinderwunsch, ist am Ende der Operation zu dokumentieren, wie lange die Patientin bis zu einer Schwangerschaft warten soll und welcher Entbindungsmodus aufgrund der Operation zu empfehlen ist. Darüber ist die Patientin auch zu informieren!

22 Zusammenfassung (Update Myomtherapie 2019)

1. Die Prävalenz von Myomen in Deutschland ist hoch und ist am höchsten in der Altersgruppe zwischen 46 und 50 Jahren. Die Symptomatik ist abhängig von der Anzahl, der Größe und der Lokalisation der Myome.
2. Die Diagnostik von Myomen erfolgt oft verzögert, da die auftretende Symptomatik nicht immer mit Myomen assoziiert wird.
3. Die diagnostischen Standardverfahren zur Myomdiagnostik sind Anamnese, gynäkologische Palpation und Sonographie. Nur bei speziellen Fragestellungen sollte ein MRT erfolgen. Bei Blutungsstörungen sollten Hb, Hk und Ferritin bestimmt werden.
4. Zur Therapie von Myomen sollten zielgerichtete medikamentöse Therapien mit einem kausalen Wirkansatz frühzeitig und bevorzugt eingesetzt werden. Kombinierte orale Kontrazeptiva, Gestagene und LNG-IUS sind deshalb in dieser Situation meist nicht zielführend. Die Intervalltherapie mit UPA, optimal beginnend mit zwei 12-wöchigen Therapieintervallen mit einer ca. 2-monatigen Pause, stellt eine Alternative zu den operativen und radiologisch-interventionellen Verfahren dar.
5. In ausgewählten Situationen ist auch vor einer Operation (insbesondere bei sekundärer Anämie) die präoperative Therapie mit UPA sinnvoll oder sogar indiziert.
6. Vor jeder operativen Therapie von Myomen muss mit den Patientinnen die Option differenzierter medikamentöser Therapien diskutiert werden.
7. Bei der Anwendung einer flexiblen Intervalltherapie mit UPA sind die Patientinnen über die Kontrazeptionsoptionen aufzuklären. Geeignet hierfür sind Barrieremethoden, Kupfer-IUD (nach Ausschluss submuköser Myome) oder Desogestrel-Monopillen (nur in den therapiefreien Intervallen).
8. Die Anwendung von zielgerichteten medikamentösen Therapieoptionen kann zur Reduktion von Operationen beim Uterus myomatosus, insbesondere auch zur Reduktion von Hysterektomien beitragen und langfristig die Lebensqualität der Patientinnen verbessern.
9. Vor einer UPA-Therapie ist die Patientin ausführlich über Nebenwirkungen aufzuklären, die Patientenkarte auszuhändigen sowie auf die notwendigen Kontrollen der Leberwerte zu achten.
10. Die individuellen Therapieziele sind zu definieren (Tab. 22.1) und Therapiealgorithmen und Leitlinien zu beachten.

https://doi.org/10.1515/9783110549690-022

Tab. 22.1: Einsatz von UPA zur Erreichung der individuellen Therapieziele (Ahrendt, 2014).

Ulipristalacetat – zur Myomtherapie welcher Patientin?	
Patientin mit Kinderwunsch	– Beseitigung der Symptome – Verkleinerung der Myome – mögliche Verbesserung der Schwangerschaftschance
Patientin ohne Kinderwunsch	– Beseitigung der Symptome (einschließlich Anämie < 12g/dl) – Vermeidung einer OP – Verkleinerung der Myome und Verbesserung der OP-Aus-gangssituation
Patientin, prämenopausal	– Beseitigung der Hypermenorrhoe (einschließlich Anämie und Schmerzen) – Vermeidung einer OP – Gewinnung von Zeit für weitere Therapieoptionen – Überbrückung bis zur Menopause
Patientin, präoperativ mit großen Myomen	– Verkleinerung der Myome – Verbesserung der OP-Ausgangssituation – Behebung der Anämie (< 12 g/dl)
Patientin, präoperativ mit internistischen Risiken	– Behebung der Anämie (< 12 g/dl) – Minimierung der Risiken – Verbesserung der OP-Ausgangssituation

23 Literatur

Ahrendt HJ, Rabe T, Römer T, Tinneberg H. Neue Wege in der Myombehandlung. DZKF. 2013;12:54-9.

Ahrendt HJ, Römer T, Rabe T, et al. Management bei symptomatischen Uterusmyomen. Privatarzt Gynäkologie. 2014;5:22-5.

Ahrendt HJ, Tylskoski H, Rabe T, et al. Prevalence of uterine myomas in women in Germany: data of an epidemiological study. Arch Gynecol Obstet. 2016;293:1243-53.

Aithal GP. Hepatotoxicity related to antirheumatic drugs. Nat. Rev Rheumatol. 2011;7:139-50.

Aithal GP. Pharmacogenetic testing in idiosyncratic drug-induced liver injury: current role in clinical practice. Liver Int. 2015;35:1801-8.

Archer DF, Stewart EA, Jain RI, et al. Elagolix for the management of heavy menstrual bleeding associated with uterine fibroids: results from a phase 2a proof-of-concept study. Fertil Steril. 2017;108:152-60.

Arthur R, Kachura J, Liu G, Chan C, Shapiro H. Laparoscopic myomectomy versus uterine artery embolization: long-term impact on markers of ovarian reserve. J Obstet Gynaecol Can. 2014;36:240-7.

Beckmann MW, Juhasz-Böss I, Denschlag D, et al. Surgical methods for the treatment of uterine fibroids – risk of uterine sarcoma and problems of morcellation: Position paper of the DGGG. Geburtshilfe Frauenheilk. 2015;75:148-94.

Bends R, Brössner A, Felberbaum R, Römer T. Myoma in statu nascendi nach transzervikaler Hochfrequenzablation eines transmuralen Leiomyoms des Uterus. Gynäkologische Endokrinologie. 2016;14:291-294.

Bends R, Toub DB, Römer T. Normal spontaneous vaginal delivery after transcervical radiofrequency ablation of uterine fibroids: a case report. Int J Womens Health. 2018;10:367-9.

Bernardi T, Radosa MP, Weisheit A, et al. Laparoscopic myomectomy: a 6-year follow-up single center cohort analysis of fertility and obstetric outcome measures. Arch Gynecol Obstet. 2014;290:87-91.

Bhave Chittawar P, Franik S, Pouwer AW, Farquhar C. Minimally invasive surgical techniques versus open myomectomy for uterine fibroids. Cochrane Database Syst Rev. 2014;21:CD004638.

Björnsson ES, Bergmann OM, Björnsson HK, et al. Incidence, presentation, and outcomes in patients with drug-induced liver injury in the general population of Iceland. Gastroenterology. 2013;144:1419-25.

Bohlmann MK, Hoellen F, Hunold P, David M. High intensity focused ultrasound ablation of uterine fibroids – potential impact on fertility and pregnancy outcome. Geburtshilfe Frauenheilkd. 2014;74:139-45.

Bojahr B, De Wilde RL, Tchartchian G. Malignancy rate of 10,731 uteri morcellated during laparoscopic supracervical hysterectomy (LASH). Arch Gynecol Obstet. 2015;292:665-72.

Borah BJ, Nicholson WK, Bradley L, Stewart EA. The impact of uterine leiomyomas: a national survey of affected women. Am J Obstet Gynecol. 2013;209:319.e1-319.e20.

Bosteels J, Kasius J, Weyers S, et al. Hysteroscopy for treating subfertility associated with suspected major uterine cavity abnormalities. Cochrane Database Sys Rev. 2015; 21:CD009461.

Brakta S, Diamond JS, Al-Hendy A, Diamond MP, Halder SK. Role of vitamin D in uterine fibroid biology. Fertil Steril. 2015;104:698-706.

Brito LGO, Panobianco MS, Sabino-de-Freitas MM, et al. Uterine leiomyoma: understanding the impact of symptoms on women's lives. Reprod Health. 2014;11:10.

Brölman H, Bongers M, Garza-Leal JG, et al. The FAST-EU trial: 12-month clinical outcomes of women after intrauterine sonography-guided transcervical radiofrequency ablation of uterine fibroids. Gynecol Surg. 2016;13:27-35.

https://doi.org/10.1515/9783110549690-023

Bundesinstitut für Bevölkerungsforschung. Durchschnittliches Alter der Mütter bei Geburt des 1. Kindes in der bestehenden Ehe in Deutschland, West- und Ostdeutschland, 1960 bis 2015. 2017. http://www.bib-demografie.de/DE/ZahlenundFakten/06/Abbildungen/a_06_18_durch-schnittl_alter_muetter_geburt_1kind_best_ehe_d_w_o_ab1960.html?nn=3073508, abgerufen am: 19.06.2017

Carr BR, Stewart EA, Archer DF, et al. Elagolix alone or with add-back therapy in women with heavy menstrual bleeding and uterine leiomyomas: A randomized controlled trial. Obstet Gynecol. 2018;doi:10.1097.

Casini ML, Rossi F, Agostini R, Unfer V. Effects of the position of fibroids on fertility. Gynecol Endocrinol. 2006;22:106-9.

Chabbert-Buffet N, Meduri G, Bouchard P, et al. Selective progesterone receptor modulators and progesterone antagonists: mechanisms of action and clinical applications. Hum Reprod Update. 2005;11(3):293-307.

Chen J, Li Y, Wang Z, et al. Evaluation of high-intensity focused ultrasound ablation for uterine fibroids: an IDEAL prospective exploration study. BJOG. 2018;125:354-64.

Chiaffarino F, Parazzini F, La Vecchia C, et al. Use of oral contraceptives and uterine fibroids: results from a casecontrol study. Br J Obstet Gynecol. 1999;106:857-60.

Christansen JK. (1993) The facts about fibroids. Presentation and latest management options. Postgrad Med. 1993;94:129-37.

Christopoulos G, Vlismas A, Salim R, et al. Fibroids that do not distort the uterine cavity and IVF success rates: an observational study using extensive matching criteria. BJOG. 2017; 124:615-21.

Chwalisz K, Perez MC, Demanno D, et al. Selective progesterone receptor modulator development and use in the treatment of leiomyomata and endometriosis. Endocr Rev. 2005;26:423-38.

Ciebiera M, Wlodarczyk M. Ciebiera M, et al. Vitamin D and uterine fibroids-review of the literature and novel concepts. Int J Mol Sci. 2018;19(7):pii:E2051.

Ciebiera M, Wlodarczyk M, Wrzosek M, et al. Ulipristal acetate decreases transforming growth factor ß3 serum tumor tissue concentrations in patients with uterine fibroids. Fertil Steril. 2018;109:501-7.

Claeys J, Hellendoorn I, Hamerlynck T. The risk of uterine rupture after myomectomy: a systematic review of the literature and meta-analysis. Gynecol Surg. 2014;11:197-206.

Communal L, Vilasco M, Hugon-Rodin J, et al. Ulipristal acetate does not impact human normal breast tissue. Hum Reprod. 2012;27:2785-98.

Communal L, Vilasco M, Hugon-Rodin J, et al. Proliferation and ovarian hormone signaling are impaired in normal breast tissues from women with BRCA1 mutations: benefit of a progesterone receptor modulator treatment as a breast cancer preventive strategy in women with inherited BRCA1 mutations. Oncotarget. 2016;7:45317-30.

Conway F, Morosetti G, Camilli S, et al. Ulipristal acetate therapy increases ultrasound features of adenomyosis: a good treatment given in an erroneous diagnosis of uterine fibroids. Gynecol Endocrinol. 2018;1:1-4.

Courtoy GE, Donnez J, Marbaix E, Dolmans MM. In vivo mechanisms of uterine myoma volume reduction with ulipristal acetate treatment. Fertil Steril. 2015;104:426-34.

Courtoy GE, Henriet P, Marbaix E, et al. Matrix metalloproteinase activity correlates with uterine myoma volume reduction after ulipristal acetate treatment. J Clin Endocrinol Metab. 2018;103:1566-73.

Czuczwar P, Stepniak A, Milart P, Paszkowski T, Wozniak S. Comparison of the influence of three fibroid treatment options: supracervical hysterectomy, ulipristal acetate and uterine artery embolization on ovarian reserve – an observational study. J Ovarian Research. 2018;11(1):45.

David M, Adams L, Stupin JH. Natural size development of myomata – ultrasound observational study of 55 premenopausal patients. Geburtsh Frauenheilk. 2014;74:75-80.

David M, Kröncke T. Myomembolisation – mögliche Auswirkung auf Fertilität und Schwangerschafts-
ausgang. Geburtsh Frauenheilk. 2013;73:247-55.

David M,Vössing P, Stupin J. Alternativmedizinische Methoden zur Myombehandlung. Frauenarzt.
2015;56:3925.

Davis MR, Soliman AM, Castelli-Haley J, Snabes MC, Surrey ES. Reintervention rates after myomectomy, endometrial ablation, and uterine artery embolization for patients with uterine fibroids. J
Womens Health. 2018;27:1204-14.

De Bruijn AM, Adriaansens SJH, Smink M, et al. Uterine artery embolization in women with
symptomatic cervical Leiomyomata: Efficacy and Safety. Cardiovasc Intervent. Radiol.
2018;42(3):371-80.

De Bruijn AM, Ankum WM, Reekers JA, et al. Uterine artery embolization vs hysterectomy in the
treatment of symptomatic uterine fibroids: 10-year outcomes from the randomized EMMY trial.
Am J Obstet Gynecol. 2016;215:745.e1-745.e12.

De Falco M, Staibano S, Mascolo M, et al. Leiomyoma pseudocapsule after pre-surgical treatment
with gonadotropin-releasing hormone agonists: relationship between clinical features and
immunohistochemical changes. Eur J Obstet Gynecol Reprod Biol. 2009;144:44-7.

De Gasperis-Brigante C, Singh SS, Vilos G, Kives S, Murji A. Pregnancy outcomes following ulipristal
acetate for uterine fibroids: A Systematic Review. JOGC. 2018;1066-76.

Deutsches IVF-Register. Jahrbuch 2014. J Reproduktionsmed Endokrinol 2015;Sonderheft 1.

DGGG-S3-Leitlinie. Indikationen und Methodik der Hysterektomie bei benignen Erkrankungen –
AWMF 015/070. 2015;Version 1.2.

Dinh A, Sriprasert I, Williams AR, Archer DF. A review of the endometrial histologic effects of progestins and progesterone receptor modulators in reproductive age women. Contraception.
2015;91:360-7.

Donnez J. Liver injury and ulipristal acetate: an overstated tragedy? Fertil Steril. 2018;110:593-5.

Donnez J, Courtoy GE, Dolmans MM. Fibrois management in premenopausal women. Climacteric.
2019;22(1):27-33.

Donnez J, Dolmans MM. Uterine fibroid management: from the present to the future. Hum Reprod
Update. 2016;22:665-86.

Donnez J, Donnez O, Dolmans MM. Safety of treatment of uterine fibroids with the selective progesterone receptor modulator, ulipristal acetate. Expert Opin Drug Saf. 2016;15:1679-86.

Donnez J, Donnez O, Matule D, et al. Long-term-medical management of uterine fibroids with
ulipristal acetat. Fertil Steril. 2016;105:165-173e4.

Donnez J, Hudecek R, Donnez O, et al. Efficacy and safety of repeated use of ulipristal acetat in
uterine fibroids. Fertil Steril. 2015;103(2):519-27e3.

Donnez J, Tatarchuk TF, Bouchard P, et al. Ulipristal Acetate versus Placebo for Fibroid Treatment
before Surgery. N Engl J Med. 2012;366:409-20.

Donnez J, Tomaszewski J, Vazquez Г, et al. Ulipristal acetate versus leuprolide acetate for uterine
fibroids. N Engl J Med. 2012;366:421-32.

Donnez J, Tomaszewski J, Vazquez F, et al. Long-term treatment of uterine fibroids with ulipristal
acetat. Fertil steril. 2014;101:1565-73.

Dürr W. Transvaginale Sonographie in der Gynäkologie. 2. Aufl. Berlin: De Gruyter Verlag; 2014

Engman M, Skoog L, Söderqvist G, Gemzell-Danielsson K. The effect of mifepristone on breast cell
proliferation in premenopausal women evaluated through fine needle aspiration cytology. Hum
Reprod. 2008;23:2072-9.

Esber N, Le Billan F, Resche-Rigon M et al. Ulipristal acetate inhibits progesterone receptor
isoform A-mediated human breast cancer proliferation and BCl2-L1 expression. PLOS ONE.
2015;10:e0140795.

European Medicines Agency. Assessment report https://www.ema.europa. eu/documents/referral/ esmya-article-20-procedure-prac-assessment-report_en.pdf, abgerufen am 04.09.2018.

Fachinfo Esmya®. Stand 2018. http://www.fachinfo.de/suche/fi/014045.

Fauser BC, Donnez J, Bouchard P, et al. Safety after extended repeated use of ulipristal acetate for uterine fibroids. PLOS ONE. 2007;12:e0173523.

Fernandez H, Schmidt T, Powell M, et al. Real world data of 1473 patients treated with ulipristal acetate for uterine fibroids: Premya study results. Eur J Obstet Gynecol Reprod Biol. 2007;208:91-6.

Ferrero S. Adenomyosis treatment with UPA. ASRM Meeting Abstract, Salt Lake City; 2016.

Ferrero S, Allessandri F, Vellone VG, Venturini PL, Leone Roberti Maggiore U. Three-month treatment with ulipristal acetate prior to laparoscopic myomectomy of large uterine myomas: a retrospective study. Eur J Obstet Gynecol Reprod Biol. 2016;205:43-7.

Ferrero S, Racca A, Tafi E, et al. Ulipristal acetate before high complexity hysteroscopic myomectomy: A retrospective comparative study. J Minim Invasive Gynecol. 2016;23:390-5.

Ferrero S, Vellone VG, Barra F, Scala C. Ulipristal acetate before hysteroscopic and laparoscopic surgery for uterine myomas: Help or hindrance? Gynecol Obstet Invest. 2018;14:1-13.

Foth D, Röhl FW, Friedrich C, et al. Symptoms of uterine myomas: data of an epidemiological study in Germany. Arch Gynecol Obstet. 2017;295:415-26.

Friedman AJ, Barbieri RL, Benacerraf BR. Treatment of leiomyomata with intranasal or subcutaneous leuprolide, a gonadotropin-releasing hormone agonist. Fertil Steril. 1987;48:560-4.

Fu J, Song H, Zhou M, et al. Progesterone receptor modulators for endometriosis. Cochrane Database Syst Rev. 2017;7:CD009881.

Fukuda M, Tanaka T, Kamada M, et al. Comparison of the perinatal outcomes after laparoscopic myomectomy. Gynecol Obstet Invest. 2013;76:203-8.

Gambadauro P, Gudmundsson J, Torrejon R. Intrauterine adhesions following conservative treatment of uterine fibroids. Obstet Gynecol Int. 2012;2012:ID853269.

Gizzo S, Saccardi C, Patrelli TS, et al. Magnetic resonance-guided focused ultrasound myomectomy: safety, efficacy, subsequent fertility and quality-of-life improvenements, a systematic review. Reprod Sci. 2014;21:465-76.

Gracia M, Alcala M, Ferreri J, et al. Ulipristal acetate improves clinical symptoms in women with adenomyosis and uterine myomas. J Minim Invasive Gynecol. 2018;25:1274-80.

Gerhard I, Rias-Bucher B. Myome – selbst heilen. Murnau: Mankau-Verlag; 2018.

Göretzlehner G, Lauritzen C, Römer T, Rosmanith W. Praktische Hormontherapie in der Gynäkologie. 6. Aufl. Berlin: De Gruyter Verlag; 2010.

Göretzlehner G, Römer T, Göretzlehner U. Blutungsstörungen. Berlin: De Gruyter Verlag; 2010.

Gupta JK, Sinha A, Lumsden MA, Hickey M. Uterine artery embolization for symptomatic uterine fibroids. Cochrane Database Syst Rev. 2014;12:CD005073.

Guy J, Peters MG. (2013) Liver disease in women: the influence of gender on epidemiology, natural history, and patient outcomes. Gastroenterol Hepatol (NY). 2013;9:633-99.

Hadem J, Stiefel P, Bahr MJ, et al. Prognostic implications of lactate, bilirubin, and etiology in German patients with acute liver failure. Clin Gastroenterol Hepatol. 2008;6:339-45.

Hadji P, Doubek K, Krüssel JS, et al. Uterus myomatosus bei Frauen mit Kinderwunsch. Frauenarzt. 2017;58:1041-7.

Hadji P, Doubek K, Tinneberg H.-R., et al. Ulipristalacetat zur Behandlung des symptomatischen Uterus myomatosus. Frauenarzt. 2019;60:2-9.

Hallberg L, Högdahl AM, Nilsson L, Rybo G. Menstrual blood loss – a population study. Variation at different ages and attempts to define normality. Acta Obstet Gynecol Scand. 1966;45:320-51.

Havryliuk Y, Setton R, Carlow JJ, Shaktman BD. Symptomatic Fibroid Management: Systematic Review of the Literature. JSLS. 2017;21(3):pii:e2017.00041.

He M, Jacobson H, Zhang C, Setzen R, Zhang L. A retrospective study of ultrasound-guided high intensity focused ultrasound ablation for multiple uterine fibroids in South Africa. Int J Hyperthermia. 2018;34:1304-10.

Hoellen F. Molekulare Modelle für die Entstehung des Uterus myomatosus. In: Rody A, Liedtke C, Editoren. Molekulare Gynäkologie und Geburtshilfe in der Praxis. Stuttgart: Thieme Verlag; 2016. S. 112-8.

Hornstein MD, Surrey ES, Weisberg GW, Casino LA. Leuprolide acetate depot and hormonal add-back in endometriosis: a 12-month study. Lupron Add-back Study Group. Obstet Gynecol. 1998;91:16-24.

Hrgovic Z, Habek D, Cerkez Habek J. Spontaneous pregnancy during ulipristal acetate treatment of giant uterine leiomyoma. J Clin Pharm Ther. 2018;43:121-3.

Ignatov T, Eggemann H, Dan Costa S, Ignatov A. Endometrial cancer after ulpristal acetate for uterine fibroma. Eur J Obstet Gynecol Reprod Biol. 2017;219:134.

Jacoby VL, Jacoby A, Learman LA, et al. Use of medical, surgical and complementary treatments among women with fibroids. Eur J Obstet Gynecol Reprod Biol. 2014;182:220-225.

Ji Y, Hu K, Zhang Y, et al. (2017) High-intensity focused ultrasound (HIFU) treatment for uterine fibroids: a meta-analysis. Arch Gynecol Obstet. 2017;296:1181-8.

Jondal DE, Wang J, Chen J, et al. Uterine fibroids: correlations between MRI appearance and stiffness via magnetic resonance elastography. Abdom Radiol (NY). 2018;43:1456-63.

Kannan A, Bhurke A, Sitruk-Ware R, et al. Characterization of molecular changes in endometrium associated with chronic use of progesterone receptor modulators: Ulipristal acetate versus mifepristone. Reprod Sci. 2018;25:320-8.

Kawaguchi K, Fujii S, Konishi I, et al. Mitotic activity in uterine leiomyomas during the menstrual cycle. Am J Obstet Gynecol. 1989;160:637-41.

Kim CW, Shim HS, Jang H, Song YG. The effects of uterine artery embolization on ovarian reserve. Eur J Obstet Gynecol Reprod Biol. 2016;206:172-6.

Kim JJ, Sefton EC. The role of progesterone signaling in the pathogenesis of uterine leiomyoma. Mol Cell Endocrinol. 2012;358(2):223-31.

Klatsky PC, Tran ND, Caughey AB, Fujimoto VY. Fibroids and reproductive outcomes: a systematic literature review from conception to delivery. Am J Obstet Gynecol. 2008;198:357-66.

Knudsen NI, Wernecke KD, Siedentopf F, David M. Fears and concerns of patients with uterine fibroids – a survey of 807 women. Geburtshilfe Frauenheilkd. 2017;77:976-83.

Kullak-Ublick GA, Andrade RJ, Merz M, et al. Drug-induced liver injury: recent advances in diagnosis and risk assessment. Gut. 2017;66(6):1154-64.

König K, Römer T, Thauer HM, Tinneberg HR. Medikamentöse Behandlung des Uterus myomatosus mit Ulipristalacetat. Frauenarzt. 2013;54:974-6.

Koo YJ, Lee JK, Lee YK, et al. Pregnancy outcomes and risk factors for uterine rupture after laparoscopic myomectomy: a single-center experience and literature review. J Minim Invasive Gynecol. 2015;22:1022-8.

Kröncke T, David M. Uterine artery embolization (UAE) for fibroid treatment-results of the 5th radiological gynecological expert meeting. Rofo. 2015;187:483-5.

Kröncke T, David M. Magnetic resonance guided focused ultrasound for fibroid treatment-results of the second radiological gynecological expert meeting. Rofo. 2015;187:480-2.

Levy G, Elkas J, Armstrong A., Niemann L. Endometrial effects of prolonged therapy with the selective progesteron receptor modulator ulipristal acetat. A case report. J Reprod Med. 2016;61:159-62.

Lieng M, Berner E, Busund B. Risk of morcellation of uterine leiomyosarcomas in laparoscopic supracervical hysterectomy and laparoscopic myomectomy, a retrospective trial including 4791 women. J Minim Invasive Gynecol. 2015;22:410-4.

Liu JP, Yang H, Xia Y, Cardini F. Herbal preparations for uterine fibroids. Cochrane Database Syst Rev. 2013;4:CD005292.

Liu QW, Han T, Yang M, Tong XW, Wang JJ. A systematic review on efficacy and safety of gasless laparoscopy in the management of uterine leiomyoma. J Huazhong Univ Sci Technolog Med Sci. 2016;36:142-9.

Lo Monte G, Piva I, Graziano A, Engl B, Marci R. Ulipristal acetate prior to in vitro fertilization in a female patient affected by uterine fibroids: a case report. Eur Rev Med Pharmacol Sci. 2016;20:202-7.

Lukes A, et al. Pharmacokinetics, pharmacodynamics, and safety of relugolix, a potent oral once-daily gonadotropin releasing hormone (GnRH) receptor antagonist, as monotherapy and in combination with estradiol/norethindrone acetate add-back therapy. 33rd Annual Meeting European Society of Human Reproduction and Embryology; July 2-5, 2017; Switzerland. Human Reproduction. 2017;32:15.

Luketic L, Shirreff L, Kives S, et al. Does ulipristal acetate affect surgical experience at laparoscopic myomectomy? J Minim Invasive Gynecol. 2017;24:797-802.

Luyckx M, Squifflet JL, Jadoul P, et al. First series of 18 pregnancies after ulipristal acetate treatment for uterine fibroids. Fertil Steril. 2014;102:1404-09.

Magalhaes J, Aldrighi JM, de Lima GR. Uterine volume and menstrual patterns in users of the levon-orgestrel-releasing intrauterine system with idiopathic menorrhagia of menorrhagia due to leiomyomas. Contraception. 2007;75:193-8.

Marshall LM, Spiegelman D, Barbieri RL, et al. Variation in the incidence of uterine leiomyoma among premenopausal women by age and race. Obstet Gynecol. 1997;90:967-73.

Melgrati L, Damiani A, Franzoni G, Marziali M, Sesti F. Isobaric (gasless) laparoscopic myomectomy during pregnancy. J Minim Invasive Gynecol. 2005;12:379-81.

Melis GB, Neri M, Piras B, et al. Vilaprisan for treating uterine fibroids. Expert Opin Investig Drugs. 2018;27:497-505.

Metwally M, Cheong YC, Horne AW. Surgical treatment of fibroids for subfertility. Cochrane Database Syst Rev. 2012;11:CD003857.

Mindjuk I, Trumm CG, Herzog P, Stahl R, Matzko M. MRI predictors of clinical success in MR-guided focused ultrasound (MRgFUS) treatments of uterine fibroids: results from a single centre. Eur Radiol. 2015;25:1317-28.

Möller C, Bone W, Cleve A, Klar U, et al. Discovery of vilaprisan (BAY 1002670): A highly potent and selective progesterone receptor modulator optimized for gynecologic therapies. ChemMedChem. 2018;13:2271-80.

Monleon J, Martinez-Varea A, Galliano D, et al. Successful pregnancy after treatment with ulipristal acetate for uterine fibroids. Case Rep Obstet Gynecol. 2014;2014:314587.

Moon JW, Kim CH, Kim JB, et al. Alterations in uterine hemodynamics caused by uterine fibroids and their impact on in vitro fertilization outcomes. Clin Exp Reprod Med. 2015;42:163-8.

Müller A, Thiel F, Binder H, et al. Benigne Tumoren. Myome – Entstehung, Diagnostik und Klinik. Geburtshilfe Frauenheilkd. 2012;72(08):705-7.

Munro MG, Critchley HO, Broder MS, et al. FIGO classification system (PALM-COEIN) for causes of abnormal uterine bleeding in nongravid women of reproductive age. Int J Gynaecol Obstet. 2011;113:3-13.

Murji A, Whitaker L, Chow TL, Sobel ML. Selective progesterone receptor modulators (SPRMs) for uterine fibroids. Chochrane Database Syst Rev. 2017;4:CD010770.

Murji A, Wais M, Lee S, et al. A multicenter study evaluating the effect of ulipristal acetate during myomectomy. J Minim Invasive Gynecol. 2018;25:514-21.

Navarro VJ, Senior JR. Drug-related hepatotoxicity. N Engl J Med. 2006;354:731-9.

Neis KJ, Zubke W, Fehr M,et al. Hysterectomy for benign uterine disease. Dtsch Ärztebl Int. 2016;113(14):242-9.

Nisolle M, Gillerot S, Casanas-Roux F, et al. Immunohistochemical study of the proliferation index, oestrogen receptors and progesterone receptors A and B in leiomyomata and normal myometrium during the menstrual cycle and under gonadotrophin-releasing hormone agonist therapy. Hum Reprod. 1999;14(11):2844-50.

Nogales FF, Crespo-Lora V, Crusz-Viruel N, Chamorro-Santos C, Bergeron C. Endometrial changes in surgical specimens of perimenopausal patients treated with ulipristal acetate for uterine leiomyomas. In J Gynecol Pathol. 2018;37:575-80.

Osada H, Silbe S, Kahinuma T, et al. Surgical procedure to conserve the uterus for future pregnancy in patients suffering from massive adenomyosis. Reprod Biomed Online. 2011;22:94-9.

Palomba S, Affnito P, Tommaselli GA, Nappi C. A clinical trial of the effects of tibolone administered with gonadotropin-releasing hormone analogues for the treatment of uterine leiomyomata. Fertil Steril. 1998;70:111-8.

Palomba S, Orio F Jr, Russo T, et al. Long-term effectivness and safety of GnRH agonist plus raloxifene administration in women with uterine leiomyomas. Hum Reprod. 2004;9:1308-14.

Palomba S, Zupi E, Falbo A, et al. A multicenter randomized, controlled study comparing laparoscopic versus minilaparotomic myomectomy: reproductive outcomes. Fertil Steril. 2007;88:933-41.

Parker WH, Einarsson J, Istre O, Dubuisson JB. Risk factors for uterine rupture after laparoscopic myomectomy. J Minim Invasive Gynecol. 2010;17:551-4.

Peddada SD, Laughlin SK, Miner K, et al. Growth of uterine leiomyomata among premenopausal black and white women. Proc Natl Acad Sci U S A. 2008;105(50):19887-92.

Peregrino PFM, de Lorenzo Messina M, Dos Santos Simoes R, Soares-Junior JM, Baracat EC. Review of magnetic resonance-guided focused ultrasound in the treatment of uterine fibroids. Clinics (Sao Paulo). 2017;72:637-41.

Rabe T, et al. Ulipristalacetat bei symptomatischem Uterus myomatosus und bei myombedingter Hypermenorrhoe. J Reproduktionsmed Endokrinol. 2012;9:106-26.

Rabe T, Ahrendt HJ, Römer T, et al. Myomsprechstunde – Teil 1: Neue diagnostische und therapeutische Optionen bei Patientinnen mit Myomen – Blutungskontrolle. Gyn. 2013;18:1-5.

Rabe T, Sänger N, Ebert AD, et al. Die Anwendung von selektiven Progesteron-Rezeptor-Modulatoren (SPRMs) zur medikamentösen Behandlung von Uterusmyomen: Ulipristalacetat im Fokus. J Reproduktionsmed Endokrinol. 2017;14(3):113-22.

Ravina JH, Merland JJ, Ciraru-Vigneron N, et al. Arterial embolization: a new treatment of menorrhagia in uterine fibroma. Presse Med. 1995;24:1754.

Römer T. Benefit or GnRH analogue pretreatment for hysteroscopic surgery in patients with bleeding disorders. Gynecol Obstet Invest. 1998;45:12-20.

Römer T. Operative Hysteroskopie. 2. Aufl. Berlin: De Gruyter; 2009;17:25-38.

Römer T. Diagnostik und Therapie der Hypermenorrhoe. Ärztliche Praxis Gynäkologie. 2013;9:20-7.

Römer T. Operationsindikationen beim Myomen und Kinderwunsch. Privatarzt. 2015; 2:14-5.

Römer T. Blutungsstörungen. Gynäkologische Endokrinologie. 2019;1.

Römer T, Arendt HJ, Rabe T. Medikamentöse Therapie von Myomen, Frauenarzt. 2015;4:374-8

Römer T, Bojahr B, Schwesinger G. Treatment of a torqued hematosalpinx in the thirteenth week of pregnancy using gasless laparoscopy. J Am Assoc Gynecol Laparosc. 2002;9:89-92.

Römer T, Doubek K, Foth D, et al. Symptomatischer Uterus myomatosus – Zielgerichtete medikamentöse Therapie. Frauenarzt. 2017;58:497-503.

Römer T, Göretzlehner G. Kontrazeption mit OC in 238 Problemsituationen. 3. Aufl. Berlin: De Gruyter; 2017.

Ross RK, Pike MC, Vessey MP, et al. Risk factors for uterine fibroids: reduced risk associated with oral contraceptives. BMJ. 1986;293:359-62.

Sancho JM, Delgado VS, Valero MJ, et al. Hysteroscopic myomectomy outcomes after 3-month treatment with either Ulipristal Acetate or GnRH analogues: a retrospective comparative study. Eur J Obstet Gynecol Reprod Biol. 2016;198:127-30.

Sandberg EM, Tummers FHMP, Cohen SL, et al. Reintervention risk and quality of life outcomes after uterine-sparing interventions for fibroids: a systematic review and meta-analysis. Fertil Steril. 2018;109:698-707.

Sasaki H, Ohara N, Xu Q, et al. A novel selective progesterone receptor modulator asoprisnil activates tumor necrosis factor-related apoptosisinducing ligand (TRIAL)-mediated signaling pathway in cultured human uterine leiomyoma cells in the absence of comparable effects on myometrial cells. J Clin Endocrinol Metab. 2007;92:616-23.

Scheurig-Muenkler C, Koesters C, Powerski MJ, et al. Clinical long-term outcome after uterine artery embolization: sustained symptom control and improvement of quality of life. J Vasc Interv Radiol. 2013;24:765-71.

Schmid J, Pet Resin J, Müller A, Boost A. Myome – Entstehung, Diagnostik und Therapie. Frauenheilkd. 2update. 2016;10:487-505.

Schnapauff D, Russ M, Kröncke T, David M. Analysis of presurgical uterine artery embolization (PUAE) for very large uterus myomatosus; patient´s desire to preserve the uterus; case series and literature review. Rofo. 2018;190(7):616-22.

Scholz C, Wöckel CA, Ebner F, Janni W. multimodale Behandlung des Uterus myomatosus. Gynäkologe. 2012;45(10):801-8.

Schütt B, Kaiser A, Schultze-Mosgau MH, et al. Pharmacodynamics and safety of the novel selective progesterone receptor modulator vilaprisan: a double-blind, randomized, placebo-controlled phase 1 trial in healthy women. Hum Reprod. 2016;31:1703-12.

Seraccioli R, Rossi S, Govoni F, et al. Fertility and obstetric outcome after laparoscopic myomectomy of large myomata: a randomized comparison with abdominal myomectomy. Hum Reprod. 2000;15:2663-8.

Sesti F, Pietropolli A, Sesti FF, Piccione E. Uterine myomectomy: role of gasless laparoscopy in comparison with other minimally invasive approaches. Minim Invasive Ther Allied Technol. 2013;22:1-8.

Sesti F, Pietropolli A, Sesti FF, Piccione E. Gasless laparoscopic surgery during pregnancy: evaluation of its role and usefulness. Eur J Obstet Gynecol Reprod Biol. 2013;170:8-12.

Sgro C, Clinard F, Ouazir K, et al. Incidence of drug-induced hepatic injuries: a French population-based study. Hepatology. 2002;36:451-5.

Shokeir TA. Hysteroscopic management of submucous fibroids to improve fertility. Arch Gynecol Obstet. 2005;273:50-54.

Singh SS, Belland L. Contemporary management of uterine fibroids: focus on emerging medical treatments. Curr Med Res Opin. 2015;31:1-12.

Sizzi O, Rossetti A, Malzoni M, et al. Italian multicentre study on complications of laparoscopic myomectomy. J Minim Invasive Gynecol. 2007;14:453-62.

Spitz IM. Progesterone antagonists and progesterone receptor modulators: an overview. Steroids. 2003;68:981-3.

Spitz IM. Clinical utility of progesterone receptor modulators and their effect on the endometrium. Curr Opin Obstet Gynecol. 2009;21:318-24.

Stewart EA, Cookson CL, Gandolfo RA, Schulze-Rath R. Epidemiology of uterine fibroids: a systematic review. BJOG. 2017;124:1501-12.

Stewart EA, Laughlin-Tommaso SK, Catherino WH, et al. Uterine fibroids. Nat Rev Dis Primers. 2016;23:16043.

Stovall TG, Muneyyirci-Delale O, Summit RL Jr, Scialli AR. GnRH agonist and iron versus placebo and iron in the anemic patient before surgery for leiomyomas: a randomized controlled trial. Obstet Gynecol. 1995;86(1):65-71.

Teschke R. Liver damage caused by drugs. Dtsch Med Wochenschr. 2002;127:1953-7.

Tian YC, Wu JH, Wang HM, Dai YM. Improved fertility following enucleation of intramural myomas in infertile women. Chin Med J. 2017;130:1648-53.

Tittman AJ. The effect of progestins on the mitotic activity of uterine fibromyomas. Int J Gynecol Pathol. 1985;4:89-96.

Toor SS, Jaberi A, Macdonald DB, et al. Complication rates and effectiveness of uterine artery embolization in the treatment of symptomatic leiomyomas: a systematic review and meta-analysis. AJR Am J Roentgenol. 2012;199:1153-63.

Toub DB. A New paradigm for uterine fibroid treatment: Transcervical, intrauterine sonography-guided radiofrequency ablation of uterine fibroids with the sonata system. Curr Obstet Gynecol Rep. 2017;6:67-73.

Tristan M, Orozco LJ, Steed A, Ramirez-Morera A, Stone P. Mifepristone for uterine fibroids. Cochrane Database Syst Rev. 2012;8:CD007687.

Tuschy B, Gabbert M, Weiss C, et al. Changes in sexuality during ulipristal acetate treatment in women with symptomatic uterine fibroids. Eur J Obstet Gynecol Reprod Biol. 2018;228:106-10.

Vilos GA, Allaire C, Laberge PY, et al. The management of uterine leiomyomas. J Obstet Gynaecol Can. 2015;37:157-81.

Weibel HS, Jarcevic R, Gagnon R, Tulandi T. Perspectives of obstetricians on labour and delivery after abdominal or laparoscopic myomectomy. J Obstet Gynaecol Can. 2014;36:128-32.

Whitaker LH, Murray AA, Matthews R, et al. Selective progesterone receptor modulator (SPRM) ulipristal acetate (UPA) and its effects on the human endometrium. Hum Reprod. 2017;32:531-43.

Williams AR, Bergeron C, Barlow DH, Ferenczy A. Endometrial morphology after treatment of uterine fibroids with the selective progesterone receptor modulator, ulipristal acetate. Int J Gynecol Pathol. 2012;31:556-69.

Williams VS, Jones G, Mauskopf J, et al. Uterine fibroids: a review of health-related quality of life assessment. J Womens Health. 2006;15:818-29.

Wise LA, Laughlin-Tomasso SK. Epidemiology of uterine fibroids: from menarche to menopause. Clin Obstet Gynecol. 2016;59:2-24.

Wöckel A, Scholz C, Hancke K, Janni W. Uterine Leiomyome – Indikationen für konservative Therapie-optionen. Gynäkologe. 2012;45(11):835-40.

Xu Q, Takekida S, Ohara N, et al. Progesterone receptor modulator CDB-2914 down-regulates proliferative cell nuclear antigen and Bcl-2 protein expression and up-regulates caspase-3 and poly (adenosine 5´-diphosphate-ribose) polymerase expression in cultured human uterine leiomyoma cells. J Clin Endocrinol Metab. 2005;90:953-61.

Yin P, Lin Z, Reierstad S, et al. Transcription factor KLF11 integrates progesterone receptor signaling and proliferation in uterine leiomyoma cells. Cancer Re. 2010;70:1722-30.

Yoshida S, Ohara N, Xu Q, et al. Cell-type specific actions of progesterone receptor modulators in the regulation of uterine leiomyoma growth. Semin Reprod Med. 2010;28(3):260-73.

Yun BS, Seong SJ, Jung YW, et al. Predictive factor for volume reduction of uterine fibroids after short term use of ulipristal acetate. Eur J Obstet Gynecol Reprod Biol. 2018;224:133-6.

Zapata LB, Whiteman MK, Tepper NK, et al. Intrauterine device use among woman with uterine fibroids: a systematic review. Contraception. 2010;82:41-55.

Zepiridis LI, Grimbizis GF, Tarlatzis BC. Infertility and uterine fibroids. Best Pract Res Clin Obstet Gynaecol. 2016;34:66-73.

Zigler RE, Madden T, Ashby C, Wan L, McNicholas C. Ulipristal acetate for unscheduled bleeding in etonogestrel implant users: A randomized controlled trial. Obstet Gynecol. 2018;132:888-94.

Zou M, Chen L, Wu C, Hu C, Xiong Y. Pregnancy outcomes in patients with uterine fibroids treated with ultrasound-guided high-intensity focused ultrasound. BJOG. 2017;124:30-5.

www.ingramcontent.com/pod-product-compliance
Lightning Source LLC
Chambersburg PA
CBHW062013210326
41458CB00075B/5400